U0200785

糖中毒

[日] **牧田善二** 著　　曹虹蛟 译

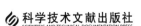

科学技术文献出版社
SCIENTIFIC AND TECHNICAL DOCUMENTATION PRESS

·北京·

图书在版编目（CIP）数据

糖中毒 /（日）牧田善二著；曹虹蛟译 . — 北京：科学技术文献出版社，2023.4
（2024.3 重印）

ISBN 978-7-5235-0090-3

Ⅰ . ①糖… Ⅱ . ①牧… ②曹… Ⅲ . ①减肥—食物疗法 Ⅳ . ① R247.1

中国国家版本馆 CIP 数据核字（2023）第 045166 号

著作权合同登记号 图字：01-2022-7080

TOSHITSU CHUDOKU Yaserarenai Hontono Riyu by MAKITA Zenji
Copyright © 2022 MAKITA Zenji
All rights reserved.
Original Japanese edition published by Bungeishunju Ltd., Japan, in 2022.
Chinese (in simplified character only) translation rights in PRC reserved by Beijing Zito Books Co.,
Ltd., under the license granted by MAKITA Zenji, Japan arranged with Bungeishunju Ltd., Japan
through BARDON CHINESE CREATIVE AGENCY LIMITED, Hong Kong.

糖中毒

策划编辑：王黛君　责任编辑：王黛君　宋嘉婧　责任校对：张吲哚　责任出版：张志平

出 版 者　科学技术文献出版社
地　　址　北京市复兴路 15 号　邮编 100038
编 务 部　（010）58882938，58882087（传真）
发 行 部　（010）58882868，58882870（传真）
邮 购 部　（010）58882873
官方网址　www.stdp.com.cn
发 行 者　科学技术文献出版社发行　全国各地新华书店经销
印 刷 者　艺堂印刷（天津）有限公司
版　　次　2023 年 4 月第 1 版　2024 年 3 月第 2 次印刷
开　　本　880×1230　1/32
字　　数　92 千
印　　张　4.75
书　　号　ISBN 978-7-5235-0090-3
定　　价　49.90 元

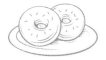

不知不觉中越来越严重的"糖中毒"

大概 20 多年前，日本的媒体曾经大肆报道"在美国，肥胖的人无法出人头地"这一新闻。美国人断言："连自己的体重都管理不好的人，怎么可能管理好别人"。这个推理看起来相当有说服力，即使是在日本商界，人们也会觉得肥胖很丢脸。这不是过去才有的现象，现在肥胖的人仍然被人们戴着有色眼镜看待，被认为是"无法管理好自己的人"。

但是，我要对这种风气提出异议。肥胖的人并不是简单地不知克制、吃得很多，而是因为大脑中了"糖毒"，处于不由自主地摄取糖分的境地。肥胖并非出自他们的本意，他们只是糖中毒的受害者。详细情况我将在后文中详述。

糖分不仅仅是指含糖的甜食等，也包括米饭、面类食物等碳水化合物，这些才是造成肥胖的主要原因。

实际上，大部分肥胖的人都爱吃米饭和面类食物。话虽如此，他们之所以会吃到发胖，并不仅仅是因为贪吃，而是因为他们的大脑已经变成了一个"不由自主地就想吃"的大脑。没有人是为了胖而胖的。

在体检时，"代谢综合征"会受到格外的关注。很多日本男性从30多岁就开始发胖了，到了中老年很多人会被指出有代谢综合征，说不定你也会成为被医生嘱咐"要减肥"的人。

但是，不管怎么被叮嘱，肥胖的人数并不会那么容易减少，甚至肥胖人数还在逐年增加，不是吗？或者即使瘦了一点儿，也很快就反弹了吧？

为什么瘦下来这么难呢？

因为你是美食家？

因为你意志薄弱？

不是的。如果你瘦不下来，那是因为你糖中毒了。如果不治好糖中毒，就不可能从本质上消除肥胖。

如此棘手的糖中毒不仅仅是胖人的问题。

纤瘦的年轻女性中也有很多重症糖中毒患者。她们中有的人用从便利店买来的碳酸饮料、果汁、零食来代替正餐。

那并不是因为她们没出息，也不是因为她们不会做饭，而是因为有一个不由自主想要采用这种饮食结构的大脑。

糖中毒其实是一种"上瘾"现象。在我们周围的社会中，存在着很多"上瘾"的现象。"上瘾"可以大致分为两种类型，一类是无法戒掉药物、酒精、尼古丁等物质的"物质依赖"；另一类是无法戒掉赌博、购物、游戏等行为的"过程依赖"。但根源是一样的，所有的上瘾都是因为大脑受到了伤害。

其实，只知道工作的"工作狂"也是一种很严重的上瘾，虽然这种行为很少被谴责。

尽管人们认为网瘾今后会发展成为大问题，但研究尚未取得实质性进展。

那么，你最避之不及的瘾是什么呢？

对大多数人来说，那不就是"毒瘾"吗？滥用兴奋剂已经是犯罪，把毒品当作药物来使用的行为，就更让人无法理解。从因吸毒陷入混乱状态并杀伤无关人员等案件来看，毒瘾确实是最糟糕的。

另外，同样是物质依赖，酒瘾和烟瘾，大众好像还是可以接受的，对糖分上瘾就更没有什么值得大惊小怪的。相比而言，甚至有人会觉得对糖分上瘾是件很可爱的事情吧？

如果是这样的话，大家就非常有必要颠覆这种认识。

糖中毒可能不会像毒瘾那样给周围的人带去麻烦。但是，在自己完全没注意到的情况下就成了重度患者，甚至还因此得了极其严重的病，这样的人在现代社会中比比皆是。从这些方面来看糖中毒的后果也是非常严重的。

本书深入探究了为什么会发生糖中毒，有多少人已经中毒了，其原因何在，同时从医学的角度阐述了其可怕的危害。

当然，我们也会以具体且通俗易懂的方式说明糖分中毒的治疗方法。

40年来，我作为糖尿病专家一直奋战在临床一线，接诊了超过10万名患者。糖尿病和"糖分摄入"有着密不可分的关系。不管我喜不喜欢，我都成了一个比任何人都了解糖分的医生。

我想先做一个明确的声明。

糖分是一种比你想象的要可怕得多的物质。即使是没有患上糖尿病的健康人也很容易对糖分上瘾。而且糖分不仅会导致你发胖，还会在不知不觉中严重损害你的健康。

对于现代人来说，最想避免的疾病就是癌症吧。不仅是癌症，我认为心肌梗死、脑卒中、慢性肾病、阿尔茨海默病等重大疾病的根本原因也在于糖中毒。

了解糖中毒，把对抗糖瘾当作需要全力以赴的事情，可以说是现代人健康管理中最重要的课题了。

目 录

01

糖分，既必要又有害

002　全球肥胖人数激增

005　须知！肥胖和糖中毒都是慢性病

006　甚至连医生都不知道肥胖的原因

008　了解糖分是什么，就能轻松减肥

009　蔬菜汁和果汁对身体也有害

012　不知道自己的血糖值是如何波动的，
　　　是件很严峻的事

013　碳水化合物就是糖

015　"清汤荞麦面"和"荞麦蒸面"都是
　　　危险的，缺乏知识会加剧糖中毒

016　大量摄入糖分违反 DNA 发展规律

018　碳水化合物和糖是铭刻在大脑里的东西

019　食品制造商赚钱，人们的大脑被控制

020　在现代社会，不上瘾是很难的

022　"为了大脑运转而摄取糖分"是恶魔的谎言

024　第一章回顾

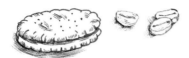

02

人为什么
戒不掉摄取糖分

026　摄入的糖分越多，就会越渴望摄入更多

028　诱因是偶然间拿到的袋装点心

029　"奖励系统"——引起糖中毒的机制

031　"易怒的人"也是糖分造就的

032　液态糖是一种魔鬼食品

035　糖中毒严重危害健康

037　你的中毒程度有多高

039　糖分使你发胖——肥胖的机制

042　吃脂质并不会变胖

043　只要不停地吃碳水化合物，就永远也瘦不下来

044　控制糖分摄入会导致肌肉萎缩是谎言

045　男性肥胖特别危险，女性太瘦也不好

050　第二章回顾

03

治愈糖中毒的
终级减肥方法之知识篇

052　治疗肥胖基本上等同于治疗糖中毒

053　依靠意志是不行的，改变行为习惯很重要

054　在充满压力的社会中，每个人都要自觉
　　　反省"自己是否上瘾了"

056　要认识到随处都有糖分陷阱

057　依靠意志力，不会有什么很好的结果

059　以知识为武器，糖中毒一定能治愈

060　两大摆脱糖中毒的饮食要点

061　哪些食物不会导致血糖值升高

062　怎么样吃才不会导致血糖值升高

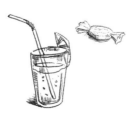

063　不要单吃碳水化合物

065　最后再吃碳水化合物

066　改变糖分无处不在的环境

067　灵活运用替代行为

069　把它变成游戏，给自己褒奖

070　保持主观能动性是很重要的

071　"吃完后马上运动"——抵消刚刚吃进去的
碳水化合物

072　谨防危害程度高的碳水化合物

074　根据种类不同，有些酒完全可以放心喝

077　第三章回顾

078　【佩戴血糖检测仪的经验之谈①】

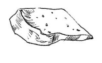

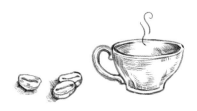

04

治愈糖中毒的
终极减肥方法之实践篇

084　瘦到什么程度才合适

087　两种科学的减肥方法

088　如何减少糖分摄入量

089　如何控制血糖值

090　每天早餐前称体重

091　不用违抗大脑的六种饮食方法

094　即使反弹了也要重新开始

095　在与大脑的对抗中获胜患者的例子

096　想一想瘦下来会有什么好处

098　奖励和呐喊助威

100　第四章回顾

101　【佩戴血糖检测仪的经验之谈②】

05

糖中毒与身体之间的
无休止的战斗

108　"肥胖是万病之源"，不要掉以轻心

109　葡萄糖会损害血液和血管

110　摄入过量的糖分会加剧糖尿病的发展

113　如果得了糖尿病，那么每一次遇到
　　　危机都如临大敌

114　最可怕的并发症是什么？

117　得了慢性肾病却忽视

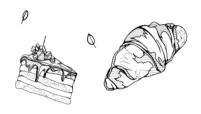

119 慢性肾病是第一大隐性致死病因

120 选择专门治疗肾脏的医生

121 避免透析的治疗方法

123 不要轻视高血压

124 内脏脂肪引起的炎症会危害全身

126 预防糖分引起的疾病和衰老

128 第五章回顾

136 结语

01

糖分，
既必要又有害

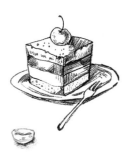

肥胖不仅是心脏病和癌症的主要病因，
糖尿病（我的专业领域）、
高血压、慢性肾病、脑卒中、
阿尔茨海默病等
可怕的疾病都与肥胖有关。

◎ 全球肥胖人数激增

2016 年，世界顶级医学杂志之一的《柳叶刀》公布了一组有关肥胖的数据。

自 1975 年以来的 40 年间，全球肥胖者数量急剧增加，人数已超过 6.41 亿。从男女构成明细来看，男性为 2.66 亿人，女性为 3.75 亿人。仅看日本的数据，发现男女差距发生逆转，男性肥胖者占绝大多数。

肥胖的诊断是根据全球通用的 BMI（Body Mass Index，身体质量指数）来进行的。BMI 的计算公式为

> BMI= 体重（千克）÷[身高（米）× 身高（米）]。
>
> 例如，体重 60 千克、身高 160 厘米的人的 BMI 为 $60 \div (1.6 \times 1.6) = 23.4$。在日本，如果 BMI 在 18.5~25.0，那么此时的体重则为"标准体重"。

日本 15 岁以上男性的平均 BMI 为 23.8，女性平均值为 22.5。光看这个数值，就会觉得"这不是在标准范围内吗？而且女性比较瘦啊"。但是，这两个数值与标准上限 25.0 相

差并不大。

而且，不要忘记这个数值是包括了肥胖者较少的年轻人的平均数值。读者们 20 岁左右的时候身材都很苗条吧？但是，进入中年以后你的体重是不是就渐渐增加了？

尤其是男性，从 30 多岁开始发胖，40 ~ 50 多岁时体重能控制在正常水平的人很少（表 1）。顺便说一句，BMI 为 22.0 时的体重，可以说是正常体重中最健康的体重，而最好看的体重是 BMI 为 20.0 时的体重，是看起来比较苗条的体重。

即便如此，日本人的肥胖情况还算好的，在肥胖大国——美国，肥胖已经成为一件可怕的事。

我想去过美国的人应该都知道，在电视上看到的帅气、美丽的演员、歌手、运动员等在现实生活中都是例外。实际上，在美国，无论男女老少都有肥胖者，而且其肥胖方式并不固定。

表 1 日本人的平均身高和平均体重

男性				
年龄	身高（厘米）	体重（千克）	BMI	最健康体重（BMI 为 22.0）
26 ~ 29 岁	171.8	70.4	23.9	64.9
30 ~ 39 岁	171.5	70.0	23.8	64.7
40 ~ 49 岁	171.5	72.8	24.8	64.7

（续表）

50 ~ 59 岁	169.9	71.0	24.6	63.5
60 ~ 69 岁	167.4	67.3	24.0	61.7
70 岁以上	163.1	62.4	23.5	58.5

| 女性 | | | | | |
年龄	身高（厘米）	体重（千克）	BMI	最健康体重（BMI 为 22.0）	最好看体重（BMI 为 20.0）
26 ~ 29 岁	157.9	53.4	21.4	54.9	49.9
30 ~ 39 岁	158.2	54.3	21.7	55.1	50.1
40 ~ 49 岁	158.1	55.6	22.2	55.0	50.0
50 ~ 59 岁	156.9	55.2	22.4	54.2	49.2
60 ~ 69 岁	154.0	54.7	23.1	52.2	47.4
70 岁以上	149.4	51.1	22.9	49.1	44.6

注：调查对象不包括孕妇
资料来源：《令和元年国民健康与营养调查》（日本厚生劳动省）

BMI 超过 40.0 的重度肥胖者，在日本很少见，但在美国随处可见。

即便如此，现在也不是嘲笑"美国人真是不在乎"的时候。我们必须意识到，美国社会糖中毒如此严重，日本也正走向同样的道路。

◎ 须知！肥胖和糖中毒都是慢性病

肥胖人数激增的情况并不仅仅出现在美国，包括中东和亚太各国在内，全世界几乎都在发生着同样的事情。与此同时，由肥胖引起的疾病也在持续增加。

日本人死亡原因中居首位的是癌症，而在美国死于心肌梗死等心脏病的人最多，这两种疾病无疑都是肥胖导致的。

然而，肥胖不仅是心脏病和癌症的主要病因，糖尿病（我的专业领域）、高血压、慢性肾病、脑卒中、阿尔茨海默病等可怕的疾病都与肥胖有关。

另外，在某些传染病的感染者中，肥胖者的病情显然更容易发展成重症。即使是年纪轻轻就死亡的、被报道为"没有慢性病"的案例中，肥胖者也有很多。我们必须要认识到肥胖是一种慢性病。

当然，对于这种情况，全世界的医护人员并没有袖手旁观。为了减少肥胖者，很多国家都在开展提高人们对肥胖认知的启蒙活动，但是效果甚微。这是为什么呢？因为指导方法不对。

肥胖的人，是自己亲手把食物送到嘴里，自己咀嚼咽下去的，结果变胖了；而不是明明不愿意吃，却被他人强行塞进嘴里才变胖的。

但要说是他们自己愿意吃的，那也不准确。表述为"明明不愿意吃，大脑却强迫自己吃"更准确。

刚才我阐述了认识到"肥胖是慢性病"这一事实的必要性，进一步深入的话，可以把糖中毒视为一种严重的慢性病。

如果肥胖者本人和指导者不能很好地了解这一点，就很难从根本上治疗肥胖。

◎ 甚至连医生都不知道肥胖的原因

如果在体检中被确诊为"代谢综合征"，就会被医生指导要"减肥"。只吃八分饱、晚上不要吃得太晚、多运动、多爬楼梯等指导方法，你是不是都要听得耳朵长茧子了？

这时，给这种指导建议的医务人员可能产生了两个误区。

一个是他们被"卡路里神话"所欺骗，即只考虑热量的摄取和消耗。如此一来，解决肥胖的方法就只有减少食量或做剧烈运动了。我会在后面的章节中详细介绍：让我们变胖的不是卡路里，而是糖分。

另一个是他们认为肥胖是意志问题。"因为吃得太多所以会发胖，只要不吃太多就可以了。瘦不下来的，都是做不到这一点的意志薄弱的人。"即使不当面说，有些人心里应该也是这么想的。

这就是最大的问题。肥胖是由糖中毒引起的，与意志无关，当然和天生的体质等也没有关系。

需要明确的是，不只是糖瘾，任何一种瘾都不是从一开始就有，只是因为某种原因成瘾了。如果希望自己能摆脱困境，只要寻找方法就可以了，没有必要绝望。

我的患者中有一位50多岁的大学教授，他因为有严重的糖中毒而得了糖尿病，于是来到我的诊所。

首次就诊时他的体重为120.5千克，身高160厘米。据说他的体重曾经到过130千克。

为了设法解决肥胖的问题，他咨询了大学的校医，校医说："胖到这种程度就是脑部疾病了，请去看精神科医生吧！"

那个校医好像是经验尚少的女医生，特别不友善的态度让他十分受伤，于是他最终决定辞掉大学的工作。这是一个非常悲伤的故事。

虽说肥胖是大脑的问题，但并不是转到精神科就能解决的。关于如何治疗糖中毒，作为医生应该提出诚挚的建议，但我想那位女校医可能根本就没有这样的知识储备。

在日本，极度肥胖的人并不多见，所以这种"肥胖霸凌"的现象十分猖獗。其他人恐怕无法想象肥胖者本人到底有多痛苦吧！

但是我们应该意识到，包括那个校医在内，任何人都有可能像这位大学教授一样变胖。因为糖中毒不是意志缺失的问题，也不是天生的疾病，而是由各种致病物质肆意泛滥引发的，这是与我们息息相关的社会问题。

◎ 了解糖分是什么，就能轻松减肥

治疗肥胖并不是一件容易的事，这一点从很多提供建议的医务人员本身就很胖的现状就可以看出来。特别是经常坐着工作的内科医生，肥胖人数明显较多。

专门研究糖尿病的我也是一名内科医生，但我觉得"连自己的体重都管理不好的医生"说的话，患者是不会认真听的，所以我很注意不让自己发胖。具体来说，我把自己的理想体重定为 57.5 千克，每天称体重并一直保持着这个体重。

不过对于了解了"胖瘦"本质的我来说，体重管理一点也不难。

导致肥胖的是一种非常棘手的疾病——糖中毒，因为这一点非常重要，所以我反复强调。只把肥胖理解为"不克制自己、吃得太多的人才会有的状况"，就没办法控制好体重。

因大脑处于不由自主地想摄入米饭和面类食物等碳水化合物、无醇饮料[1]、零食等的糖中毒状态，所以才会发胖，只要不认识到这一点，就无法摆脱这种状态。

---

1 无醇饮料，又称软饮料、清凉饮料，是酒精含量低于 0.5%（质量比）的天然的或人工配制的饮料。

相反，只要了解了什么是糖分并注意适当摄取，就能轻松地减肥。不仅我自己能成功控制体重，我的患者们也都能做到。

在第二章中我会详细说明糖导致肥胖的机制，比如，为什么不甜的碳水化合物也不可以吃，为什么它会成为肥胖的根源。

◎ 蔬菜汁和果汁对身体也有害

"我用蔬菜汁来代替早餐，在上班的电车里经常会感到很恶心。"

"吃完午饭就困得根本没法工作。为了不吃太多，我就简单地吃个荞麦面，但还是很困。"

"肚子很快就饿了。我明明点了一大碗饭，好好吃完了，但过了两小时后又想吃，这让我很困扰。"

我经常听到这样的话。这些全是糖中毒的典型症状。

不仅是米饭，就连看起来对身体有益的蔬菜汁、果汁和荞麦面中也含有大量糖分，这些糖分对身体也有害。而且我们正处于不由自主地想摄取更多糖分的状态。

当你有上述症状时，你的血糖值正像过山车一样急剧地"上升、下降"。

例如，宣称"仅此一瓶就能摄取一天所需维生素"的蔬菜汁中，就有大量的糖分。起床后空腹时人的血糖水平比较低，此时喝一杯含大量糖分的果汁或蔬菜汁，血糖值会一下子上升。

血糖值下降的时候，人会呆呆的；血糖值上升的时候，人会暂时恢复精神，于是就会觉得"早上喝这个果汁（或蔬菜汁）还是很好的"。

但是如果血糖值过高，人就会昏倒甚至死亡，所以我们的身体会通过胰脏分泌出一种叫胰岛素的激素来降低血糖值。如果血糖值迅速上升，身体就会紧急分泌出大量的胰岛素，这样一来就会导致血糖值下降得过多。

当血糖值大幅下降到 70 mg/dL 以下时，患者就会出现心悸、恶心、烦躁、嗜睡、强烈的饥饿感、头晕等不适症状。于是，大脑就会产生"想要再次提高血糖值"的想法，命令身体摄取糖分，然后你就会根据大脑的指令再次摄取糖分（图 1）。

现实生活中，很多人在工作中感到困倦时会喝能量饮料、罐装咖啡、碳酸饮料。喝完后，已经降低的血糖值又急剧上升，所以会有瞬间的舒爽感。

但是，血糖值急剧上升，然后再急剧下降……现实中这样的事情在不断重复上演。

说句不好听的，大脑处在"药效已尽，再给一点"的状态，这就是中毒。

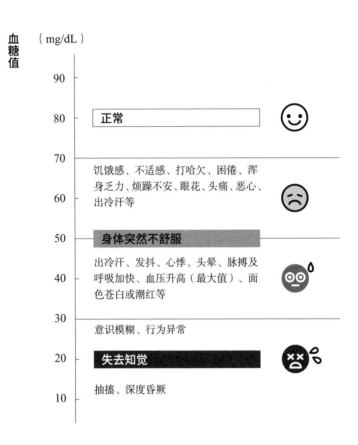

图1 低血糖的症状

摘自爱科来株式会社简介（由南昌江内科诊所院长南昌江监制）

当然，我并不是说"完全不要摄取糖分"。摄入身体所需量的糖分，让这些糖分迅速转化为能量，是做好糖分控制这件事的关键。然而，很多人摄入的糖分远远超过了"所需量"，使血糖值急剧上升，之后又急剧下降，于是又陷入了糖中毒的状态。

我将在第二章更详细地阐述这种可怕的机制。

◎ 不知道自己的血糖值是如何波动的，是件很严峻的事

我的专长——糖尿病诊断，是根据血糖值来进行的。如果空腹血糖或糖化血红蛋白 A1c 水平出现异常，应再进行葡萄糖耐量测试这种详细检查，根据其结果来确定是否患上了糖尿病（详见第 33 ～ 35 页）。

然而，血糖值的波动不是只会在糖尿病患者身上出现，在健康人身上也经常会出现。只要摄取糖分，血糖值就会上升，或者仅仅只是有压力，血糖值也会上升。我们的血糖值经常会忽上忽下，这是一种必要的身体反应。

这种血糖值的上下波动，在 70 mg/dL（空腹）～ 140 mg/dL（饭后）的范围内是最理想的，如果波动过大，就会损伤血管，损害身体的各个部位，毫无疑问会导致糖中毒、肥胖之类的疾病。

但是，大多数人都不知道自己的血糖值是如何波动的。

在进行简单体检时，也会测量"空腹时的血糖值"，所以你应该知道自己的血糖值大概是多少吧？而且坚信"只要是在正常值范围内就没问题"对吧？

但是，检查结果只能说明你的血糖值"在检查时在正常值范围内"，说不定其他时间在反复地急剧上升和下降呢。

事实上，如果你尝试用血糖检测仪（见第 78 ～ 81 页）连续 24 小时测量血糖值，会得到一个令人惊讶的结果：很多年轻人在体检时没有发现任何异常，但饭后血糖值却超过 180。如果不测量的话是不可能知道的。

换句话说，有很多人的血糖值在不知不觉间反复地剧烈上升和下降，他们患上了严重的糖中毒，但他们却还认为"自己很健康"。

◎ 碳水化合物就是糖

在营养学界，碳水化合物、蛋白质、脂肪被称为"三大营养素"。这三者与维生素、矿物质，并称为"五大营养素"。

碳水化合物是米饭、面类食物等所谓的"主食"。而碳水化合物，正是引起糖中毒的主要原因。

准确地说，碳水化合物由糖分和膳食纤维组成，但本质上二者都是糖分。

以大米为例，据《日本食品标准成分表2015（第7版）》显示，虽然糙米中含有的膳食纤维比精白米多，但每百克中也只含有3.0克膳食纤维。然而，每百克糙米的碳水化合物含量为74.3克（详见表2中的"水稻谷粒"）。首先请记住，即便是看起来对健康有益的糙米，也基本都是"糖"。

碳水化合物就是糖，这一点从我们的消化、吸收过程中也可以看出来。米饭等碳水化合物被称为"多糖类"，其结构是由多个单糖组成的。糖（蔗糖）是"双糖类"，由两个单糖组成。

这些物质在消化时都会被分解成一个个单独的葡萄糖。然后葡萄糖从小肠进入血液，提高血糖值。

也就是说，米饭和砂糖对身体来说，是一样的东西。

顺便说一下，一碗乌冬面约含有57克的糖，吃这个就相当于吃14块方糖。

表2　大米中含有的碳水化合物等物质

谷物	每100克可食用部分				
	碳水化合物（克）	可利用碳水化合物（单糖当量）（克）	膳食纤维（克）		
			水溶性	不溶性	总量
[水稻谷粒]					
糙米	74.3	78.4	0.7	2.3	3.0
半加工米	75.9	81.5	0.4	1.0	1.4

（续表）

谷物	每 100 克可食用部分				
	碳水化合物（克）	可利用碳水化合物（单糖当量）（克）	膳食纤维（克）		
			水溶性	不溶性	总量
7 分加工米	76.6	83.3	0.2	0.7	0.9
精白米	77.6	83.1	Tr	0.5	0.5
[水稻饭]					
糙米	35.6	35.1	0.2	1.2	1.4
半加工米	36.4	36.8	0.2	0.6	0.8
7 分加工米	36.7	36.8	0.1	0.4	0.5
精白米	37.1	38.1	0	0.3	0.3

摘自《日本食品标准成分表 2015（第 7 版）》
※ 水稻是指在稻田里种出的水稻。

◎ "清汤荞麦面"和"荞麦蒸面"都是危险的，缺乏知识会加剧糖中毒

碳水化合物和脂肪、蛋白质等东西放到一起吃，血糖值的上升会比较平稳，我会在第三章详细阐述这一点。也就是说，在吃同样一碗饭的时候，与搭配拌饭料相比，配上姜汁猪肉烧会更好一些。

同样，如果吃乌冬面或荞麦面，没有配菜的"清汤荞麦面"和"荞麦蒸面"是最容易使血糖值上升的，即最容易引起糖中毒的吃法。

容易导致糖中毒，就意味着容易发胖，但很多人却认为这样吃不容易发胖。

"清汤荞麦面和荞麦蒸面的热量低，所以不会胖吧！"

"为了您的健康，不要吃不容易消化的油腻的食物。"

于是，特别是在工作繁忙的时候，很多人午餐用面食、饭团、熟食面包等来解决，结果导致血糖值忽高忽低，"下午困得不得了"。

偏重碳水化合物的饮食让很多日本人在不知不觉中陷入糖中毒，导致工作效率下降，危害人们的健康。

能拯救你的唯一方法是掌握正确的知识。

◎ 大量摄入糖分违反 DNA 发展规律

认真生活的人，一般不会去接触那些明知会上瘾的非法药物，对于合法的香烟也会觉得"最好还是戒掉"。

非法药物和香烟本来就不是生存所必需的东西，所以"不上瘾"是很容易的，只要从一开始不接触就好了。

但是我们的身体是需要一定量的糖分的。

在生物化学教科书里，有这样的解释："糖分是自然界中最丰富的有机分子"。糖分是大多数生物体从饮食中获取的能量来源，在维持生命方面发挥着重要作用。

对我们人类来说，糖分是必需的，不能完全断绝。

从大约 250 万年前能人[1] 诞生以来，人类就一直通过狩猎和采集的方式来获取食物。事实上，超过 10 万代的人类，都是靠吃树木的果实、野菜，以及偶尔被猎杀的鱼和野兽来维持生命的。

也就是说，在狩猎和采集的食物中含有人类所需分量的糖分。

农耕始于约 1 万年前。从人类悠久的历史来看，人们食用大米和面粉也只是近期的事，只有大约 600 代人。

确实，农耕可以确保稳定的粮食产量，使世界人口不断增加。碳水化合物作为能量来源特别受欢迎。

但是，那时的我们，并没有像现在这样摄取大量的糖分。现代的饮食，显然是违反 DNA 发展规律的。

可以说当我们掌握了种植水稻、小麦等碳水化合物的农耕技术的时候，就已经播下了糖中毒的种子。

---

1 能人，拉丁文学名 Homo habilis，灵长目人科人属，已灭绝的古人类，已能够开始制作和使用较为粗糙的石质工具，被设定为更新世中期直立人 [晚期猿人] 的第二阶段。

◎ 碳水化合物和糖是铭刻在大脑里的东西

就像意大利人非常喜欢吃意大利面一样，日本人非常喜欢吃白米饭。

我们的祖先从来没吃过意大利面，也没吃过米饭，但很多人认为"日本人一直以来都是吃米饭的"。

对于很多日本人来说，米饭是必须要吃的东西，无论是父母还是学校都教导我们"一粒米也不要浪费""能吃上米饭就是幸福的事"。

我自己也是这样，在长身体时能量消耗得多，所以也没有发胖。然而，在大量进食的过程中，"碳水化合物很好吃"的记忆就牢牢地铭刻在了我的脑海里。

不仅我是这样，也不仅日本人是这样。随着农耕技术的发展，各种各样的碳水化合物逐渐普及成为人们的"主食"，同样的记忆也已经铭刻在了全世界人们的脑海中。

而且，在18世纪英国发生工业革命后，精制糖上市，这又在人类的大脑中增添了"甜食美味"的强烈记忆。

随着这样的潮流，人们吃的东西也发生了变化，现在已经到了不可思议的地步。

◎ 食品制造商赚钱，人们的大脑被控制

曾经，我们的祖先赖以为生的食物都是自己置办的。置办得多了就会分给其他人，不过也仅限于小团体内部。

但是，当"制作并销售食物"成为一种商业活动时，情况就变了。面向非特定的多数人、迎合人类最大欲望"食欲"的食品行业，以惊人的速度成长了起来。

食品行业要想赚钱，就必须让尽可能多的人反复购买自己公司的商品。为此，制造商不断开发人们"吃了还想再吃"的商品。

当然，这件事本身并不是坏事。比如，在服装行业，制作出人们"还想穿"的漂亮衣服，是理所当然的。

基于这种理所当然的企业原理，以美国为中心，部分聪明的大型食品制造商对人们喜欢反复吃的食物进行了反复研究，最终达到"至福点"。

所谓至福点，顾名思义，就是"到达能感到幸福的点"。

如上所述，当血糖值上升时，人会瞬间神清气爽。其实，这并不是身体状况本身变好了，而是大脑感到"舒服"了，这就是至福点。

而且，记住了至福点的大脑会反复追求"还想继续舒服"，就像被控制了一样。

也就是说，只要制造出能让血糖值上升到至福点的食品，

人们就会不停地购买。无醇饮料制造商正在研究要混合多少糖分才能做到这一点。

顺便说一下，一瓶 500 毫升的可乐里含有 56.5 克（相当于 14.1 块方糖）糖分。我并不是想让可乐成为众矢之的，许多无醇饮料都这样，只要查看一下商品上的标识就知道了。

着眼于至福点而制作的食品，会让你瞬间感到幸福。但是请关注一下，为了那一瞬间，你失去了什么？

◎ 在现代社会，不上瘾是很难的

上瘾，在医学术语中被称为"依赖症"。

依赖症包括戒不掉药物、糖分、酒精等东西的"物质依赖"，以及戒不掉购物、上网、赌博等行为的"过程依赖"。两者的根源都是"大脑无法忘记快感"。

据说苹果创始人史蒂夫·乔布斯从来不让自己的孩子碰 iPad，他很清楚世界各地的客户之所以痴迷于 iPad，是因为它具有成瘾性。

不过，我并不认为他从一开始就是怀有这样的恶意而发明了 iPad，也并非以让人类上瘾为目标。但为了满足人们的需求而赋予产品过多的吸引力，就会让产品具有成瘾性，这却是事实。

不仅是碳酸饮料，在我们身边"为了吸引人而加入过多糖分的东西"比比皆是。果汁、罐装咖啡、运动饮料等饮料就是如此。

固体物质里也全是糖分。去便利店稍微看一下，果不其然，罗列的都是饭团、点心面包、蛋糕、零食、杯面等可以称之为糖块的食品。

在这样的环境下，不对糖分上瘾并非易事。如果你没有意识到它，稍有不慎，基本都会陷入其中。

如果你吸烟或者喝酒，应该是在知道"必须适度"的情况下才去吸、去喝的对吧？但是摄入糖分，一般都是吃自己觉得好吃的东西之后导致了严重的上瘾。

糖中毒之所以棘手就在于此。

例如，有一些被称为"拉面王"的人，他们会去往全国各地吃最好的拉面。虽然他们一开始是因为喜欢才开始吃的，但到后来应该完全是因为糖中毒了吧。

而且，在现代社会，很多美食都是可以在 24 小时内买到的。

它离每个人都非常近，人们很难察觉到，也很难让人有危机感。结果很多人都放任其不管直到病情恶化，这就是糖中毒。

◎ "为了大脑运转而摄取糖分" 是恶魔的谎言

曾经有一段时间，流行"为了大脑运转而摄取糖分"。比如，开会累了，就有人边吃糖果，边说"不补充糖分脑子就不运转了"。就连药妆店里也摆放着葡萄糖片。

时至今日，仍有人相信这样的理论，为了大脑的运转而拼命吃甜食。结果导致大脑糖中毒，反而弄巧成拙。

不过，也难怪一般人都会犯这样的错误，因为就连很多医疗相关人员也声称"控制糖分摄入对大脑不好"。

究其原因，是他们主张"大脑只能将葡萄糖作为能量源"。但是，在堪称日本生物化学教科书的《デブリン生化学》一书（中文直译名为《德布林生物化学》）中，明确地写到了以下内容。

"大脑的能量来源通常是葡萄糖。如果葡萄糖不足，则通过蛋白质和脂肪分解出来的氨基酸和甘油三酯来维持血糖值。但是如果继续禁食，血液中的酮体就会上升，大脑就会用酮体代替葡萄糖作为能量源。"

也就是说，正常进食时，大脑会使用葡萄糖作为能量来源。成人一天从葡萄糖中获得 44 大卡能量。但是在禁食六周后，就会主要从酮体这种物质里获得能量。

也就是说，葡萄糖摄入不足并不会导致大脑无法运转。

如果对生物化学有充分的了解，就不会得出"控制糖分摄入对大脑不好"这类愚蠢的结论。大量的糖分摄取，会让大脑上瘾。

如果你有"做脑力工作时吃甜食"的习惯，就尽快戒掉吧。

那些说"不，实际上不吃甜食脑子就不运转了"的人，他们的思考方式是错误的。他们之所以这么说，只不过是因为他们已经糖中毒了。

因为糖中毒，所以一旦糖分消耗殆尽就会变得焦躁不安，无法集中注意力。请深刻了解这一点，并设法从根本上解决问题吧！

第一章回顾

◎须知肥胖和糖中毒都是慢性病。

◎让我们发胖的不是热量而是糖分。

◎肥胖的原因是糖中毒，与意志和体质无关。

◎了解糖分是什么并适当摄取，就能轻松减肥。

◎蔬菜汁和果汁对身体有害。

◎碳水化合物才是引起糖中毒的主要原因。

◎记住了至福点的大脑，就像被糖控制了一样。

◎如果没有意识到这一点，大多数人都会陷入糖中毒。

◎即使葡萄糖不足，大脑也不会停止运转。

02

人为什么
戒不掉摄取糖分

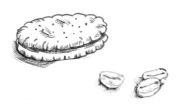

糖分摄入的越多,就越渴望摄入更多。
因为摄取的越多,大脑就越容易上瘾,
陷入"想要的越来越多"的状态。

◎ 摄入的糖分越多，就会越渴望摄入更多

如果用一句话来解释糖中毒的话，可以将其定义为"一种无法停止摄取碳水化合物（糖分）的状态"。

不仅是糖分，还有赌博和酒精，如果无法控制自己，使自己处于"戒不掉"的状态，就是上瘾了。

人类的上瘾倾向被各种商业活动所利用。上瘾的人是"自己掉进去的"，但是坑大多都不是自己挖的，而是别人准备好的。

在《欲罢不能：刷屏时代如何摆脱行为上瘾》（*Irresistible：The Rise of Addictive Technology and the Business of Keeping Us Hooked*）一书中，作者亚当·奥尔特认为"喜欢"和"想要"是不一样的。

他还表示，依赖的对象虽然能暂时治愈心理上的煎熬，但很快就会感受到持续性的痛苦。

至于碳水化合物，如果能保持"仅仅是喜欢"就很好。一般日本人都喜欢吃刚煮好的白米饭，我也是。我还喜欢拉面和寿司，所以有时会吃，但如果我想"今天不吃了"就可

以不吃。这就是对事物只保持喜欢态度的人的行为。

　　但如果是"想要"则不同了。"想要"伴随着渴望感，会忍不住，就不会说"算了吧"。如此一来，喜欢的东西也就成了制造痛苦的根源。

　　一般情况下，如果某样东西吃多了，就会觉得"暂时不想吃了"。例如，如果长期吃油腻的食物，可能就会想吃"清爽的醋拌凉菜"。

　　然而，糖分摄入的越多，就越渴望摄入更多。因为摄取的越多，大脑就越容易上瘾，陷入"想要的越来越多"的状态。

　　对糖分的摄取源自远古祖先的 DNA，而摄取蛋白质和脂质则不然。因为糖分是能量的来源，所以我们的大脑自古就是一个会发出"摄取糖分"指令的系统。糖分是通过狩猎和采集来维持生命时所必需的东西。因为远古时代只能摄取到勉强度日的糖分，所以在当时这个系统就是一个很好的机制。

　　这与一种被称为"奖励系统"的激素有关，后面会详细介绍。一开始吃一个大福或者吃一碗拉面就能感到幸福，但是随着大脑的需求量逐渐增加，如果不吃两三个大福、两三碗拉面的话，就无法获得奖励带来的幸福感。

　　而且请记住，不管是什么种类的上瘾，越严重越难摆脱，也就越痛苦。

◎ 诱因是偶然间拿到的袋装点心

下面介绍一个我在工作中认识的 50 多岁女性的案例。在这里我称她为 A 女士。

A 女士从名牌大学毕业后，曾做过公司职员，后来自立门户。现在她作为编辑制作公司的经营者，赚到了很多钱。

她大部分的工作都是类似整理原稿的工作，都是坐着完成的，工作时间不规律，压力还不断积压。A 女士的消遣方式之一是在工作时吃零食。

A 女士原本对饮食很讲究，一开始吃的都是老字号的日式点心和在商场买的蛋糕。但是，不知不觉间她对便利店的袋装点心也爱不释手了。

"以前觉得对健康不好，绝不会吃那种东西，但现在一天能吃两袋，难道是糖中毒了吗？"

A 女士的担心是对的。毫无疑问，她已经糖中毒了。

A 女士这几年体重增加了很多，虽然她很注重健康和外表，但还是戒不掉袋装点心。

为什么会变成这样呢？

诱因是一件看似微不足道的事——消遣时吃零食。

偶尔吃点日式点心和蛋糕是可以的，但 A 女士每天都吃。久而久之，大脑就陷入了"想要得到越来越多"的状态。这样一来，就不仅仅是"想吃喜欢的点心"这种程度了，而是被"想摄取糖分"的渴望所驱使，产生了"想吃甜食，袋装点心也无所谓"的想法。

看着空空如也的点心袋，A女士似乎在对自己的失控感到自责："意志太薄弱了，真没出息。"

但是这样的想法是不对的。A女士并不是意志薄弱，只是在与大脑的搏斗中输了而已。之所以会输，是因为没有科学地了解糖中毒的机制。只要把这个弄清楚就没问题了。

◎ "奖励系统"——引起糖中毒的机制

只要环顾四周就会发现有很多像A女士这样的人。A女士吃的是点心，但也有很多人明明知道自己吃了太多的米饭、面食等碳水化合物，却停不下来。

接下来，我来解释一下引起糖中毒的机制吧！正如我之前提到的，关键在于"血糖值"。

摄入碳水化合物、点心、水果、含糖的饮料等都会提高血糖值。

但是，即使吃较肥的牛排也并不会提高血糖值，因为它主要是蛋白质和脂肪。

蔬菜基本上不会使血糖值上升，但如果吃了土豆和南瓜等糖分含量高的食物就会使血糖值上升（详见第129页的表7）。

总而言之，糖分是导致血糖值升高的根源。

如果摄入的糖分过多，血糖值就会急剧上升。然后胰腺会迅速分泌大量胰岛素来降低升高的血糖值，因为不分泌大量胰岛素就会有生命危险。

但是有了大量的胰岛素，血糖值就会急剧下降。如果血糖值下降到 80 mg/dL 左右还好，但如果降到 70 mg/dL 以下，就会陷入被称为"低血糖"的血糖过低的状态（参考第 11 页的图 1）。

血糖值过高或过低都可能危及生命，因此大脑会发出指令，分泌一种叫作肾上腺素的激素，并通过各种不适症状来发出危险信号。

低血糖的具体表现为烦躁不安、强烈的饥饿感、出冷汗、心悸、颤抖、恶心等。这些都是大脑发出的"快点摄取糖分"指令的信号。

听从指令摄取糖分的话，在血糖值上升的同时，大脑里会分泌出一种叫作多巴胺的激素。

多巴胺被称为"奖励系统"，它作为按照大脑指令摄取糖分的奖励，会缓解不适症状，给人带来愉快感。但这只是暂时的，类似的事情还会周而复始地发生。

也就是说：

> 摄取糖分 ➜ 血糖值上升 ➜ 分泌的与血糖值成正比
> 胰岛素 ➜ 血糖值下降 ➜ 如果下降得过多，大脑就会
> 发出指令分泌肾上腺素 ➜ 出现强烈的饥饿感、烦躁等
> 不适症状 ➜ 非常想摄取糖分 ➜ 摄取糖分 ➜ 多巴胺起
> 作用，让人感到愉快 ➜ 但是，血糖值上升就会分泌胰
> 岛素……

如此反复循环。

所谓的糖中毒，就是由于大脑对糖分的反应机制，人们无法从这种循环中摆脱出来的一种状态。

◎ "易怒的人"也是糖分造就的

最近，因为一点小事就发火的人越来越多了。不只是年轻人容易发火，很多中老年人也会乱骂人或使用暴力。

我几乎每天都能看到路怒症的相关新闻。明明不好的行为很有可能被行车记录仪录下来，可为什么就是控制不住呢？

我认为这与饮食习惯有很大关系。

如前文所述，现代社会中到处都是食品制造商制造的产品，那些食品里所含的糖分超过了人体所需。尤其是经常吃快餐和便利店食品的人，在不知不觉中会因摄入过量的糖分而上瘾。在过去的日本，忍受贫穷饥饿的人们可能会容易发

火，现在反而是吃得饱饱的人很容易发火。如果你莫名其妙地焦躁，请回顾一下其前因后果。

在焦躁之前，有没有摄入糖分呢？

在焦躁的同时，是否也渴望糖分呢？

很多人正陷在糖中毒的状态中，但很少有人意识到。当你意识到这一点时，就能找到摆脱的方法了。试着想一想"自己可能也是这样"是非常明智的。

◎ 液态糖是一种魔鬼食品

同样是糖分，吃的食物种类不同，血糖值上升的方式也会有差异（图2）。

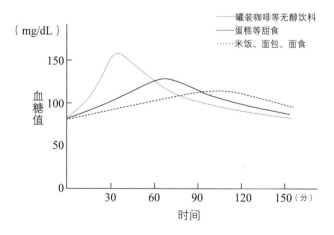

图2　血糖水平变化

米饭、面包及面食的血糖上升曲线还算平缓。含糖的点心类食品的血糖值会很快上升。

曲线最陡峭的是罐装咖啡和果汁等液体食品。已经变成液体的糖分不需要在胃里进行消化，会被直接运送到小肠，所以入口30分钟后葡萄糖就会被吸收进入血液中。

然后，血糖值急剧上升到近200 mg/dL，就会出现一种被称为"血糖峰值"的状况。就像爬上陡坡再下陡坡一样，出现血糖峰值之后，血糖值会不断快速下降，两小时后可能就会跌破70 mg/dL。

在便利店和自动售货机等地方就能轻易买到的含糖量极高的碳酸饮料和果汁，是多么危险的饮料啊，简直就是魔鬼食品。

鹿儿岛县进行的"葡萄糖耐量测试"的实验结果有助于大家理解这一点。

如前所述，如果体检时发现空腹血糖值或糖化血红蛋白A1c值异常，那么应立即进行葡萄糖耐量测试。葡萄糖耐量测试是在测试者空腹喝溶解了75克葡萄糖的液体后，观察其120分钟内血糖值的变化。如图3和图4所示，如果120分钟后血糖值高于标准值140 mg/dL，就可以诊断为糖尿病。但是，这项检查也只观察120分钟。

然而，鹿儿岛县的今村医院分院（现在的今村综合医院）对26名志愿者进行了持续300分钟的跟踪调查，结果发现了一个非常有趣的现象。

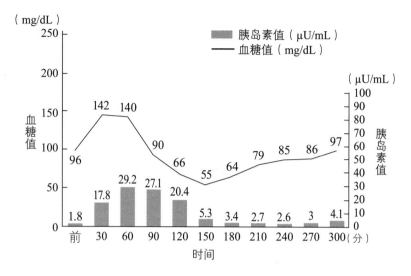

图 3　志愿者①（20 多岁的男性）

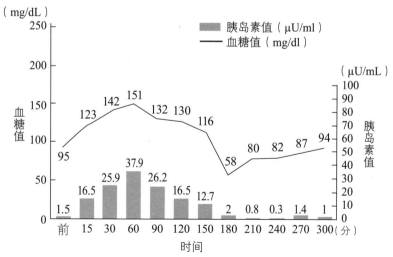

摘自纳光弘的《站在患者立场上进行的糖尿病临床研究》

图 4　志愿者②（40 多岁的男性）

图 3 和图 4 中的志愿者，通过长达 120 分钟的观察后被诊断为健康，但两名志愿者的血糖值分别在 150 分钟、180 分钟之后达到了最低值 55 mg/dL 和 58 mg/dL。

幸好他们参加了这次的实验，如果没有这次机会，他们不会知道自己的血糖会低到那种程度。

如前文所述，血糖值一旦跌破 70 mg/dL，就会出现不适症状，就会被迫按照大脑的指令摄取糖分。也就是说，血糖值低至 55 mg/dL 和 58 mg/dL 的两位志愿者，是不折不扣的糖中毒患者。

这种现象应该不会只存在于鹿儿岛县，推测日本应该有很多类似的人。

顺便说一下，每 100 毫升可乐中含有 11.3 克糖，所以喝两罐 350 毫升的可乐，就会超过葡萄糖耐量测试中试液的糖分。

如果看一下市面上销售的饮料的营养成分表，你会发现其中的糖分含量高得吓人。

◎ 糖中毒严重危害健康

一旦沉迷于购物或者赌博，钱就会花光。有很多人就会从别人那里借钱，最终导致丧失信用。众所周知，不仅是毒品上瘾危害大，网络游戏一旦上瘾也会造成严重的危害。

那么，糖中毒的危害有哪些呢？

首先是前文所提到的，血糖峰值过后血糖会骤然下降，从而导致不适症状。但是这些症状很难被人察觉。这是因为只要你按照大脑的指令摄入糖分，这种症状就会暂时消失。就这样，在不知不觉中，人们的糖中毒越来越严重。

在对糖中毒放任不管而引发的健康危害中，大家最容易理解的就是"肥胖"。

即使你从没想过喝果汁或吃大量碳水化合物会导致肥胖，但你也应该能意识到"自己胖了"，或者有"如果可以的话，想瘦下来"的想法吧？

想瘦下来的理由，既可能是想穿好看的衣服，这种外表方面的原因；也可能是担忧胖了之后血压会升高，这种健康方面的原因。

然而，明明知道"胖了不好"，也知道"瘦了有好处"，却还是做不到。

我反复强调，瘦不下来并不是因为意志薄弱，而是因为糖中毒且没有得到正确的治疗。稍微胖一点的人减肥还容易一些，但是胖得很严重的人就很难瘦下来了，这是因为他们中毒太严重了，大家要明白这一点。

还有一点，糖中毒会加速衰老。如果血液中葡萄糖过多，就会产生大量的名为"AGE"的物质，这种物质会加速人体老化。

AGE 是"Advanced Glycation End-products"（晚期糖基化终产物）的缩写，这是一种对你的健康有重大影响的物质。我的诊所的名称"AGE 牧田诊所"也使用了 AGE 这个词。我将在第五章详细讲述这种物质。而且，糖中毒引起的肥胖和 AGE 会积累，从而引发各种各样的与生活习惯有关的疾病。不仅是糖尿病，高血压、癌症、心肌梗死、脑卒中、慢性肾病、阿尔茨海默病等人类避之不及的严重疾病患病率也在增加，这一点可以从大量数据中看出。

◎ 你的中毒程度有多高

不仅是胖子，瘦子中也有很严重的糖中毒的患者。

在这里，我们来简单检查一下自己的上瘾程度。

请用"是"或"否"来回答表 3 中的 10 个问题。

我在工作中遇到的一个 40 岁的男性，竟然全部回答了"是"。

他曾经是 BMI 超过 28.0 的严重的肥胖患者，但通过控制糖分摄入，在半年内成功减掉了 15 千克以上，达到了正常体重，并且现在也一直保持着。

能一直保持下来，说明他已经摆脱了糖中毒。

表3 糖中毒检查测试

请用"是"或"否"来回答以下问题

1	好好吃早餐了，午餐前却有饥饿感	是	否
2	一旦吃上垃圾食品和甜食，就很难停下来	是	否
3	饭后有时也感觉不到满足感	是	否
4	看到食物或闻到味道就想吃	是	否
5	有时候不饿也想吃	是	否
6	总想吃夜宵	是	否
7	吃多了之后，总觉得浑身无力不想动	是	否
8	午饭后会感到莫名的疲惫和饥饿	是	否
9	有时明明吃饱了，还会继续吃	是	否
10	曾经减肥反弹过	是	否

你的回答中有几个"是"呢？

0~2 个……没有中毒

3~4 个……轻度中毒

5~7 个……中度中毒

8~10 个……重度中毒

◎　糖分使你发胖——肥胖的机制

到目前为止，我已经多次提到糖中毒和肥胖的关系，在此，我来说明一下背后的机制。

肥胖究竟指的是什么状态呢？简单来说，就是体内脂肪异常堆积的状态。这时的脂肪，用专业术语叫作"甘油三酯"，在健康诊断的血液检查中，显示为"中性脂肪"。

脂肪在体内异常堆积的状态就是肥胖，所以很多人认为"脂肪吃多了就会发胖"，认为低脂的荞麦面和饭团是不错的选择，而肥肉多的肉则应该尽量避免。

但是，其实这是完全错误的，比起带有很多肥肉的两百克牛排，一个饭团或者一碗荞麦面更容易让人发胖。

让你变胖的不是脂肪，而是糖分。糖不一定是甜的，碳水化合物也是糖。肥胖的主要原因就是米饭、面包、面食等碳水化合物。

那么，为什么碳水化合物会导致肥胖呢？

如前文所述，碳水化合物属于多糖，砂糖属于双糖。很多单糖连接在一起的是多糖，两个单糖紧紧相连的是双糖。

不管是多糖还是双糖，只要吃下去，在消化的过程中它们都会被分解成一个个的单糖。单糖会被小肠吸收并输送到血液中。也就是说，不管是吃米饭还是吃糖，都是一样的。

此时，血糖值就是表示血液中葡萄糖含量的指针。最理想的血糖值是在 70 ~ 140 范围内，但如果吃了糖分高的食物，血糖值就会急剧上升。血糖值上升到 140 左右是常有的事，有时不知不觉间还会上升到 200 左右。

如果血糖值升得过高，人就会昏倒，危及生命，因此我们的身体通过胰腺分泌出一种叫作胰岛素的激素，来降低血糖值。

其机制是，胰岛素先将血液中溢出的葡萄糖转化为糖原，储存在肝脏和肌肉中。但是，可以作为糖原储存的量是有限的，剩余的葡萄糖会被转化成甘油三酯，储存在脂肪细胞中（图 5）。也就是说，人会变胖。

而且，糖分几乎百分之百会变成葡萄糖，被人体全部吸收。

所以，如果吃大量的碳水化合物，体内的脂肪就会不断增加，自然就会发胖。

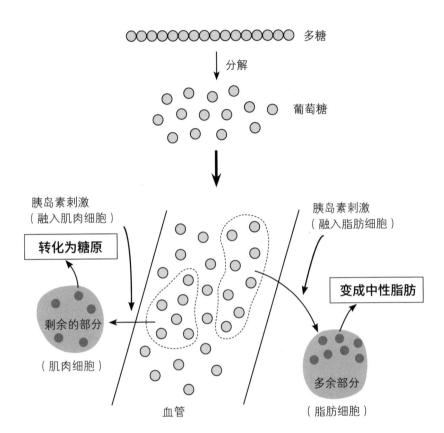

血液中的葡萄糖从血管中出来，在胰岛素的作用下被肌肉（或肝脏等）细胞吸收，在细胞内变成糖原（葡萄糖结合后的形式）。此外，多余的葡萄糖在胰岛素的作用下被脂肪细胞吸收，转化为中性脂肪储存起来。

图 5　肥胖的机制

◎ 吃脂质并不会变胖

吃脂质并不会使人变胖。难得吃到美味的肉类料理，完全没有必要不吃脂肪部分。这是为什么呢？

理由大致有三个。

第一，脂肪很快就会被消耗掉。

我们的体内有 37 万亿个细胞，而细胞膜的形成需要消耗大量的脂肪。脂肪还是胆固醇的原料。前列腺素等细胞之间的通讯介质也是脂肪组成的。

由此可见，脂质是维持我们健康非常重要的营养素，其用途很广泛。

第二，脂肪的吸收率低。

即使吃再多的脂肪，也是通过大便将其排出，基本不会被吸收到血液中。吃了很多油腻的食物后，第二天排便时会出现浮在水面上的大便，那就是没有被吸收的脂肪。

第三，我们本来就没有摄入多少脂肪，甚至可以说平时的摄入量是不够的。

厚生劳动省推荐的成人每日平均脂质摄入量为男性 74 克，女性 64 克。但是日本人的每日平均摄入量仅为 61.3 克。据说就连美国人每日平均脂质摄入量也只有 70 克左右。

与此相对，日本人每日平均摄入的碳水化合物却有 248.3 克；如果是吃很多米饭和面食的人，就会超过 500 克。

从这个数字也能看出，人体摄入的碳水化合物量与脂肪量是失衡的。

通过减少脂肪摄入量来减肥是很荒谬的，反而会危害健康。如果想瘦，就必须得减少碳水化合物的摄入。

◎ 只要不停地吃碳水化合物，就永远也瘦不下来

我们体内到底囤积了多少脂肪呢？

以体重 70 千克的男性为例，他体内约有 14 千克的白色脂肪组织。而且，白色脂肪组织细胞几乎都被储存了甘油三酯的"脂肪滴"占据，细胞核和细胞质被脂肪滴挤压到一边，就会呈现出肥胖的状态。

14 千克的脂肪，大约可以为人体提供 80 天的能量。也就是说，体重 70 千克的男性即使完全不摄取糖分，这些脂肪也能维持 80 天的正常能量供应使其活下来。

而且，这种脂肪是为了应对葡萄糖消耗殆尽的情况而储存的，不会被立即使用。人类会首先使用葡萄糖作为能量源，当葡萄糖不足时，才会动用脂肪。

所以，只要一直吃碳水化合物，就永远无法燃烧脂肪来获得能量，也就是说瘦不下来。

马拉松运动员在比赛前摄取碳水化合物，是因为葡萄糖

能迅速转化成能量。相反，如果你不是马拉松运动员，却摄入了大量的碳水化合物，未使用的葡萄糖就会变成甘油三酯储存在脂肪细胞中。在电脑前工作的现代人，根本就不会出现能量不足。

◎ 控制糖分摄入会导致肌肉萎缩是谎言

摆脱糖中毒的唯一方法，就是控制糖分的摄入量。

控制糖分摄入，就能消除肥胖，降低患各种可怕疾病的风险。也就是说，控糖全是好处。

但是，不了解人体结构的人会散布一些虚假信息。其中，我们最常听到的就是"用控糖的方式减肥，肌肉就会萎缩"。

但事实并非如此。在现代人的身上，基本不会发生必须用肌肉代替糖分作为能量源的情况。

如前文所述，我们的身体首先会使用葡萄糖作为能量源。控制糖分摄入，人体不能再从食物中摄取葡萄糖的话，体内储存的糖原才会被分解使用。

当储存的糖原也被消耗殆尽时才会使用脂肪，这时才是变瘦的开始。话虽如此，囤积的脂肪并不会全部被燃烧。

体重 70 千克的男性，体内约有 14 千克的白色脂肪组织，仅这些白色脂肪组织就足以支撑人体 80 天的能量消耗。如果这位男性真的在不摄取任何糖分的情况下度过 80 天，将脂肪全部燃烧殆尽的话，从理论上来说，他的肌肉就会被分解成能量。

　　但是，日常生活中这样的情况会发生吗？

　　控制糖分摄入，并不是把糖分摄入控制到零摄入。况且，即使是含糖量很少的食物，也含有一定程度的糖分。所以，即使是那些在减少糖分摄入方面做得非常严格的人，也不会陷入不得不使用肌肉来提供能量的状况。请不要被与事实不符的信息迷惑，请守护好自己的健康。

◎ 男性肥胖特别危险，女性太瘦也不好

　　我之所以强烈呼吁大家摆脱糖中毒，是因为糖中毒会导致过度肥胖，从而减少寿命，对于男性来说尤其如此。

　　请看图 6，它显示了按 BMI 值、年龄段划分的肥胖人群的比例。

　　从这个图可以清楚地看到：

　　①日本的肥胖者绝大多数是男性。

　　我们可以看到，无论是哪个年龄段，男性肥胖的人数都比女性多。

　　②在职年龄段的男性肥胖者较多。

　　男性在 20 多岁时的肥胖比例为 17.8%，到了 30 多岁，肥胖比例一下子增加到了 33.0%，几乎翻了一倍。而在 50 多

岁的人群中，比例增加到了 37.2%。

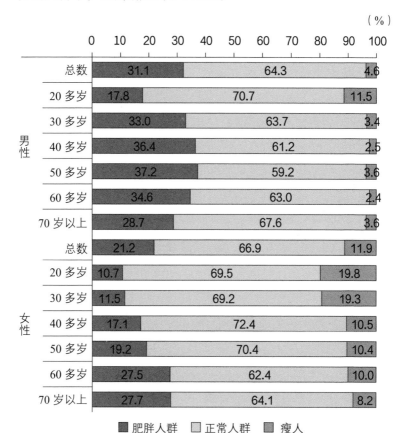

图 6 肥胖人群、瘦人和正常人群的比例
（按性别、年龄段划分）（2018 年）

将测量出 BMI 的人群分为肥胖人群（BMI ≥ 25）、正常人群
（18.5 ≤ BMI<25）和瘦人（BMI<18.5）。

注：孕妇除外

资料来源：《2018 年国民健康营养调查》（日本厚生劳动省）

③女性中年以后，肥胖的人数增多。

在二三十岁的女性当中，肥胖的人占比为 10% 左右，瘦的接近 20%。然而，从 40 多岁就会开始逆转，肥胖的人数在逐渐增加。

不管怎么说，男性都比女性问题多，发胖部位的差异也会加剧这种情况的发生。

大多数情况下，男性是"苹果形"肥胖，女性是"梨形"肥胖。"梨形"肥胖大部分增加的是臀部和小腹等部位的皮下脂肪；相比之下，"苹果形"肥胖增加的内脏脂肪较多（图 7）。

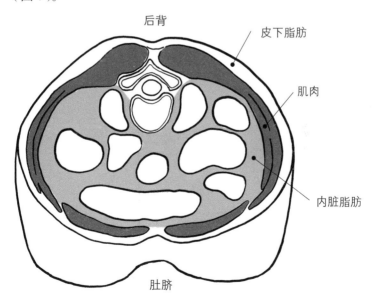

图 7　腹部剖面图和脂肪

最近的医学研究发现，大多数疾病都是由"炎症"引起的。内脏脂肪容易引起炎症，从而容易诱发心肌梗死和脑梗死。详细情况我们将在第五章阐述。

我们来看看真实的数据。

从 BMI 的角度来看，BMI 为 22.0 时的体重被称为适当体重。在肥胖人群众多的美国，标准是很宽松的，BMI 超过 30.0 才被视为肥胖，而在日本，BMI 超过 25.0 就会被认为是名副其实的肥胖。

如图 8 所示，当 BMI 超过 25.0 时，缺血性心脏病和脑出血导致的死亡人数会增加。这点男性比女性更加明显。

另外，太瘦也不好。当 BMI 低于 18.5 时，尤其是女性，因脑出血而死亡的人数就会增加。原因可能是过瘦引起的血管内皮细胞变弱、总胆固醇量降低导致的血管壁容易破裂等。

人在 50 岁以后，血管本来就会变得脆弱。所以女性如果到了 50 岁以上，就更要注意 BMI 不要低于 18.5。

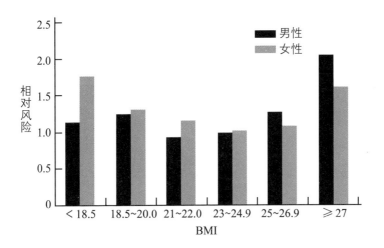

BMI 和缺血性心脏病死亡

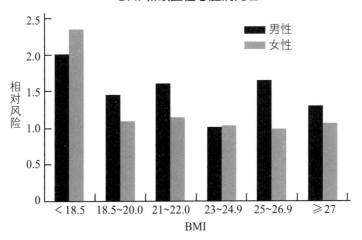

BMI 和脑出血死亡

图 8　BMI 和死亡的相对风险

资料来源：来自 JACC Study 的官方主页

不过尽管如此，控制糖分摄取量是自己就能坚持做到的。具体方法我将在后面的章节中介绍。

· 第二章回顾

◎糖分摄入的越多，大脑就越容易上瘾。

◎烦躁易怒也可能是因为糖中毒。

◎含有大量糖分的碳酸饮料和果汁简直就是魔鬼食品。

◎糖中毒会加速衰老。

◎糖中毒会导致糖尿病、高血压、癌症、心肌梗死、脑卒中、慢性肾病和阿尔茨海默病。

◎糖分几乎百分之百会转化为葡萄糖，被人体全部吸收。

◎吃脂质并不会变胖。

◎减少脂质摄入量不能减肥，反而会危害健康。

◎只要不停地吃碳水化合物，就永远也瘦不下来。

◎男性肥胖特别危险，女性太瘦也不好。

03

治愈糖中毒的
终级减肥方法

之知识篇

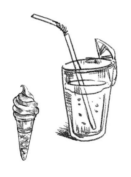

最重要的是要欺骗大脑。

要做到这一点的最好方法是

一边巧妙地取悦大脑，

一边逐渐减少糖分摄入。

◎ 治疗肥胖基本上等同于治疗糖中毒

正如第一章所述，肥胖的原因是摄入过量的糖分。所以，我们可以认为治疗糖中毒基本上等同于治疗肥胖。

有些肥胖的人认为缺乏运动才是肥胖的真正原因。运动的确能减肥，但其效果微乎其微。在运动之前必须先治好大脑，才能从根本上消除肥胖。

糖中毒的大脑不想运动，只想过上可以吃很多糖分的懒散生活。所以，你的运动很难坚持下去。明明你已经很努力运动了，但一旦运动累了，大脑就会命令你"快点，快点！摄取更多的糖分"。

肥胖越严重，上瘾就越严重，所以治疗时间就会越长。可能有很多人切身感受过"如果体重只是稍微增加一点儿，很快就能恢复如初，但是一旦胖了很多，想瘦下来就很难了"。这不仅仅是因为要减掉的体重增多了，更主要的原因是大脑上瘾的程度更高了，更难治愈了。

另外，有些人虽然不胖，却也陷入严重的糖中毒状态。年轻女性经常出现这种情况：她们饮食不规律，经常吃便利店的点心等食物导致了低血糖，从而引起身体状况不佳。

在本章中，我将介绍适用于所有糖中毒人群的治疗知识；在接下来的第四章中，我将边列举数值边介绍解决肥胖的方法。

◎ 依靠意志是不行的，改变行为习惯很重要

"改变行为习惯"是我们经常听到的一个词。正如字面意思，改变行为习惯就是指我们的行为习惯发生改变。为了防止传染病病毒的传播，很多人已经改变了自己以往的一些行为习惯，如勤洗手、戴口罩、饮酒时不大声喧哗等。

想要改变已养成的习惯并不容易，但如果我们知道"改变会有好处"或者"不改变就会发生不好的事"，我们自然而然地就会改变自己不好的行为习惯了。

例如，当初坐在汽车后座必须系安全带的规定推出时，一开始大家都难以遵守。尽管如此，随着人们对该规定理解的加深、意识到这是与自己安全息息相关的事后，或者为了免受处罚，人们系安全带的次数逐渐增加，渐渐地系安全带也就成为一种习惯了。

改变行为习惯是摆脱糖中毒不可或缺的一步。诀窍是要慢慢改变，不要追求一步到位。此外，采用并巧妙地运用其他替代行为（见第67页）也很重要。

一开始尽量不要太依赖拉面的替代品，以前基本上每天都会去的拉面店可减少至每周只去一次，然后减少到每月去一次。

也可以干脆不喝甜的无醇饮料，改喝美味的花草茶和绿茶等。

然而，治疗糖中毒的行为改变与勤洗手、戴口罩和系安全带这种行为改变不是一个水平的，因为"不摄取糖分"会给大脑带来痛苦，而"摄取糖分"会奖励大脑产生短暂的快乐，所以治疗糖中毒的行为改变是很难的。

正因为如此，才更需要努力钻研和完善机制，单凭意志力是不可能做到的。我们首先要告诉自己"与意志无关"。

◎ 在充满压力的社会中，每个人都要自觉反省"自己是否上瘾了"

正如"前言"所述，无法戒掉药物、酒精、尼古丁等物质称为"物质依赖"，无法戒掉赌博、购物、游戏等行为称为"过程依赖"。但有时候我们不用"依赖"这个词，而是用"嗜好"这个词来表示。

但无论是"依赖"还是"嗜好"，毫无疑问都是"上瘾"，这是无论怎么玩弄文字游戏都改变不了的事实。我觉得我们不该模糊地使用一些好听的表达方式，而是要严肃地认识到这就是"上瘾"，这样才能认真地去寻找摆脱上瘾的方法。

另一方面，我还有一些担心，很多人可能认为自己是"不会上瘾的"，觉得上瘾与自己无关。但实际上每个现代人都很有可能对某些事或物上瘾。

现代人压力很大，为了缓解压力，我们会在不知不觉中追求一些"能沉迷的东西"。其中之一就是通过社交平台表达自我，或者通过网络游戏与他人保持联系。

还有些人，通过网络订阅视频点播服务看国外的连续剧，欲罢不能。自己说"我只是入迷了而已"，其实就是上瘾了。

无论哪种情况，最初都只是抱着"试试看"的轻松心情去尝试的，但一旦大脑记住了这种从压力中解放出来的快感，哪怕是片刻的，都可能再也戒不掉了。

仔细想想，其实社交平台上的照片好看不好看根本不重要。明明知道只是为了发照片而花费时间和金钱的旅行、拍摄很愚蠢，但还是停不下来，这是为什么呢？

有人会觉得这些"是因为想被大家夸奖"，但这种理解是片面的。如果这么想，就有人会认为"只要不想被表扬就好了"，认为这是靠意志力就能解决的问题。

但事实并非如此。当你得到"称赞"时，大脑会发出指令，分泌出大量的肾上腺素，让你有一种兴奋感，这才是停不下来的根本原因。和玩弹球机中奖时感到兴奋一样，大脑会不断追求"更多、更多"的刺激。

身处充满压力的社会中，要时常反省一下自己的大脑是否也陷入了这种状态。

◎ 要认识到随处都有糖分陷阱

现代社会充斥着很多容易让人沉迷的东西。可以这么说，到处都有诱饵。

我经常在自己的书中提到《一部关于糖的电影》这部纪录片，2015 年它在澳大利亚很受欢迎。

在这部作品中，导演达蒙·加梅乌用自己的身体做实验，向世人展示现代社会到处都有危害健康的糖分。

他每天摄入 40 汤匙的糖，持续 60 天。结果他的体重增加了 5 千克，甘油三酯水平上升，肝脏的状况也恶化了。

此外，他还阐述了以下由糖中毒导致的变化：

①早上醒来后觉得浑身乏力，想吃糖。

②一吃糖大脑就会觉得很舒服，会感到幸福，会兴奋四五分钟，也会变得很孩子气。

③之后身体又变得疲劳乏力，注意力不集中，焦躁不安。

④又疯狂地想要吃糖。

这真是太可怕了。而更可怕的是，他所描述的"糖"是看起来根本不像糖的东西。

实际上，他每天摄取的"40 汤匙的糖"来自于谷物和酸奶等食物，而不是垃圾食品或点心。

麦片本身就是碳水化合物，加糖的酸奶含有大量糖分。在日本，也有很多人吃麦片和酸奶是因为觉得它们"有益于健康"，但这部电影表明，人们很有可能因此陷入糖中毒状态。

此外，加梅乌还远赴美国，揭秘食品制造商的"赚钱招数"。

据透露，无醇饮料等制造商对"畅销＝加多少糖可以让人们能获得幸福感（至福点）"有一个科学的认识。

纪录片还介绍了一位因戒不掉无醇饮料，几乎所有牙齿都掉光的 10 多岁的男孩的情况。他反复追求至福点，最终严重糖中毒。

当然，不仅仅美国是这样，日本也有很多会导致糖中毒的陷阱。

◎ 依靠意志力，不会有什么很好的结果

从企业的逻辑来看，食品制造商自然是要生产并销售能让顾客反复购买的产品。正因为如此，我们必须要学习并掌握可靠的知识。

如果你只是一味地吃经过科学计算生产出来的商品，吃着吃着就会糖中毒。如果那么要想摆脱这种状况，最重要的

就是要有科学的战略，千万不要幻想着"靠意志力"之类的来摆脱。

行为改变有以下五个阶段：

①无兴趣时期	对改变行为习惯不感兴趣。
②感兴趣时期	对改变行为习惯感兴趣但没有实际行动。
③准备时期	计划着改变行为习惯且想要付诸行动。
④执行时期	虽然行为习惯有所改变，但不知道是否会持续下去。
⑤维持时期	行为习惯在持续变化。

如果你拿起这本书，你应该已经处于"感兴趣时期"或"准备时期"了，进入"执行时期"应该不难。主要问题在于进入"维持时期"，也就是能不能持续下去。

任何上瘾都是如此，无论是吸烟还是赌博，很多人都有过"想戒掉"并努力过一段时间的经历，但很难坚持下去。

如果没能坚持下去，前功尽弃，就会责备自己"果然是一个意志薄弱的废柴"。然后就会自暴自弃，认为"反正我也不行"，导致上瘾比以前更加严重。

如果依靠意志力，等待着你的就是这样的结果，所以不要那么做。

◎ 以知识为武器，糖中毒一定能治愈

想要治疗糖中毒，不要靠意志力。重要的是如何欺骗你的大脑，偷偷地摆脱糖中毒。也许你会觉得任务很艰巨，但是你一定能做到，因为对人来说自己才是最重要的。

由于我是糖尿病专家，所以基本上我所有的患者都是糖尿病患者。第一次来我诊所的人中，大多数都很胖且患有严重的糖中毒。

但最后所有人都摆脱了糖中毒。我认为一方面是我的建议确实有效；另一方面，其实还是患者自己最终克服了它。

在克服的过程中，起重要作用的并不是患者的意志，而是知识。患者以知识为武器，与自己已经上瘾的大脑做斗争，最终取得了辉煌的胜利。

如第五章所述，糖尿病是一种有严重并发症的疾病。如果血糖值居高不下，患者置之不理的话，有可能出现因并发肾病而需要血液透析，还会有因视网膜病变而失明的危险。在这种情况下，如果把自己放在第一位的话，患者就会非常注意血糖值，会像医生一样去细致观察。

而且，大约在 20 年前，自行测量血糖值的机器的功能就已经有了显著的提高，患者们对"吃什么会升血糖""怎么吃会升血糖"渐渐有了非常准确的认识。

掌握了这些知识，就等于成功了一半。之后只要根据这

些知识去改变行为习惯就可以了。最终大家都会摆脱糖中毒，所以你也绝对没有问题的。

◎ 两大摆脱糖中毒的饮食要点

回想一下第二章中介绍过的低血糖的原因和肥胖的机制，所有的元凶都是"血糖值升高"。

血糖值大幅上升，胰脏就会分泌出大量的胰岛素，进而导致血糖值下降过多，这就是低血糖的原因。

也就是说，我们平时一定要注意饮食习惯，避免血糖值大幅上升。

这不仅对治疗糖中毒非常重要，对保持健康也是非常重要的。血糖值急剧上升不仅会引发糖尿病，还会引发多种疾病。另外，血糖值急剧上升还会使一种名为"AGE"的促进衰老的物质增加，老化你的外表和内脏。

我们将在第五章中阐述血糖值急剧上升对健康造成的各种危害，因为直接涉及日常饮食，所以对此意识强的人和对此意识弱的人，最终结局是大不相同的。

为了避免饮食使血糖值急剧上升，以下两个知识点非常重要：

①了解哪些食物不会导致血糖值升高。

②了解怎么样吃才不会导致血糖值升高。

下面就让我们具体来看看吧。

◎ 哪些食物不会导致血糖值升高

不含糖的食物不会导致血糖值升高。

具体来说，蔬菜（不包括根茎类蔬菜）、蘑菇、海藻、豆类、肉类、鱼类、豆腐基本上不会导致血糖值升高。

相反，米饭、面包等碳水化合物，薯类等含糖量高的根茎类蔬菜，南瓜等含糖量高的蔬菜，含糖量高的无醇饮料等，会导致血糖值大幅升高。

要摆脱糖中毒，必须准确了解"哪些食物含糖量高，哪些食物含糖量低"。首先让我们来掌握这些知识吧，详细内容请参阅本书末尾的"食品中的含糖量"列表（见第 129 页的表 7）。

但是，不要忘记这里也有陷阱。

在超市、便利店等地出售的熟食和加工食品等，有的可能含有大量的糖分。比如说，就算是一份土豆炖肉，在自己家里做的和买来的也是不一样的。

那些食物有时会使用大量的面粉来增加黏稠度，所以不能说"它不甜，所以就没关系"或"它是蔬菜的配菜，所以就没关系"。如果没有亲眼看到制作过程，是不可能知道具体情况的。

同时，也要注意油炸食品的面糊。

炸鸡是一种很受欢迎的食物。鸡肉本身和煎炸的油对血糖值没有影响，但问题是它使用了面糊，面糊是碳水化合物。

即使同样是吃干炸食品，吃面糊很薄的和吃面糊很厚的，血糖值升高的程度也有很大的差异。

我的患者每次吃东西都会测血糖值，所以我也从他们那里了解到了以下诸如此类的情况：

"吃那家店的油炸食品，血糖值没有想象中升得那么高。"

"吃 A 制造商的冷冻汉堡，血糖值会升得非常高。"

"吃甜瓜面包血糖值一般都会升得很高。"

"不能吃烧卖皮。"等等。

如果你使用第一章中提到的血糖检测设备，你就能随时轻松地测量血糖值。即使不用这个仪器随时检测血糖值，只要记录你每天的饮食和体重，也能大致了解哪些食物会导致血糖值上升。

◎ 怎么样吃才不会导致血糖值升高

有人说："我很喜欢吃拉面，与其忍着不吃，还不如开心地吃，糖中毒就中毒好了。"难得活一次，想吃自己喜欢的东西是可以理解的。

我并不是说要完全不摄取任何糖分。如果采取这种极端的做法，可能就会导致大脑失控，反而会摄入更多的糖分。

最重要的是要欺骗大脑。要做到这一点的最好方法是一边巧妙地取悦大脑，一边逐渐减少糖分摄入。

这时，如果再知道即使糖分含量相同，不同的吃法也会导致血糖值上升程度的不同，就会有很大的帮助。

以吃一碗白米饭为例，如果你认为"最好只吃这个米饭而不吃其他东西"，则大错特错了，其实最好的方法是和配菜一起吃。

我们要对以下情况有个清晰的认知：

①不要只吃碳水化合物，要和脂质、蛋白质一起吃，这样血糖值不容易升高。

②在吃碳水化合物之前，最好先吃一些富含膳食纤维的蔬菜，这样血糖值不容易升高。

总而言之，你其实不需要忍着不吃，反而可以吃很多种类的食物。

那么，让我们再具体来看看吧。

◎ 不要单吃碳水化合物

图9是刊登在可信度较高的医学杂志《欧洲临床营养学

期刊》上的实验结果数据。

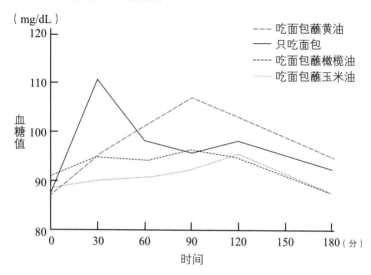

图9 吃面包时血糖值的变化

　该实验以健康人为实验对象，分别检测了他们只吃面包和面包蘸黄油、面包蘸橄榄油、面包蘸玉米油时血糖值的变化。

　看图就一目了然了。只吃面包时血糖值上升得最快。因为不需要消化油脂类的食物，没有了这个干扰，身体就会不断地吸收葡萄糖。而如果同时摄入油脂类的食物，消化油脂也需要时间，就会减缓葡萄糖的吸收。我特别推荐面包和橄榄油一起吃。

　与此相同，同样是吃面包，与吃白面包相比，吃放了很多黄油做出来的羊角面包会更好。如果吃的是配菜丰富的三明治就更好了。

也就是说，不能单从热量的角度来考虑问题。特别是为了控制热量而"单独"吃某一种碳水化合物是最糟糕的做法。

从热量的角度来看，"吃荞麦面就得吃小笼屉蒸的""吃米饭就得吃配菜少的饭团"，有人可能正在这样做着错误的努力呢。遗憾的是，这种努力反而会使自己陷入"血糖值不受阻碍地上升"的窘境。

无论是吃荞麦面、饭团还是三明治，正确的做法是即使热量会增高，也要加入丰富的配菜。

◎ 最后再吃碳水化合物

如果吃拉面，要吃叉烧面，不要吃清汤面。而叉烧面，要放到最后再吃。

曾经有一段时间很流行"按顺序饮食减肥法"。比如说，如果吃套餐，先吃小碗里的蔬菜，然后再吃肉和鱼等主菜，最后再吃米饭。从医学角度来看，这个方法是有道理的。

如果先吃碳水化合物，碳水化合物就会被不断地分解成葡萄糖，分解后的葡萄糖会不断被人体吸收，使血糖值大幅上升。

但是，如果先吃富含膳食纤维的蔬菜和消化时间较长的蛋白质，就会减缓葡萄糖的吸收，不会导致血糖值急剧上升。同样是吃完一份套餐，你完全可以通过调整吃法来避免糖中毒和肥胖。

吃饭的时候，要养成先吃蔬菜和蛋白质的习惯，把碳水化合物放在最后吃。

自己点餐时，一定要点蔬菜。含有大量膳食纤维的蔬菜，不好好咀嚼是吃不下去的。只要好好咀嚼，就能向大脑的饱腹中枢发出"吃了很多"的信号，最终就能减少碳水化合物的摄入量。

◎ 改变糖分无处不在的环境

打算戒烟的尼古丁上瘾的人，如果在自己面前放上烟、打火机和烟灰缸，结果会怎么样呢？当然是控制不住自己点火吸烟了。如果你觉得戒烟就"必须具备即使在这种状况下也能忍住的意志力"，这太不科学了。

如果你真的想戒烟，首先不要买烟。而且要远离卖烟的商店，必须扔掉打火机和烟灰缸。另外，最好不要去可以吸烟的店铺。彻底改变生活环境。

如果把这个方法套用在治疗糖中毒上，要怎么做呢？因为我们不可能不买食物，不去售卖碳水化合物的店铺，所以戒糖瘾更麻烦一些。尽管如此，我们能做的事情还是有很多的。

比如，你喜欢拉面，去购物的时候就不要去有很多拉面店的地方。如果你知道自己在下班回家的路上会不由自主地去便利店买甜点，最好的方法就是改变回家的路线，不从便利店前面经过，或者不要进便利店。

首先，把自己一天的日常活动写下来，确认一下自己是什么时候摄取糖分的，以及这些糖分是在哪里买的。然后，尽量将自己置身于无法做以上行为的环境中。

◎ 灵活运用替代行为

我们采取任何行动都会有相应的理由。

比如，去某家咖啡厅，可能是因为"新开业的店，我很喜欢""朋友约我去的""想坐下来休息""有优惠券"等很多大大小小的原因。

只是，如果你习惯性地重复这种行为，就会得到某种奖励。

如果觉得那家咖啡厅的饮料很好喝，或者窗外的景色很美，或者有中意的工作人员，就会觉得"去那里有好处"，进而反复前往。

如果只是去咖啡馆的话还好，但如果是会给自己带来不良影响的行为，那就必须得停止了。

吃很多碳水化合物。

吸烟。

大额赌博。

一直玩游戏和浏览社交网络直到深夜。

不停地买名牌。

……

之所以会一边想着"要戒掉"，还一边反复做这些有上瘾症状的行为，不仅仅是因为不做就会感到饥饿、烦躁不安、压力过大，更重要的原因是因为"如果做了，心情就会一下子舒畅起来"，会获得这种临时性的奖励。

因为奖励就在眼前，所以你很难抗拒大脑的支配。

因此，将"契机"与"奖励"之间的"行为"替换成其他的"行为"，也是一个不错的方法。用专业术语来说，就是采取"替代行为"。

当你忍不住想摄入糖分的时候，想一想有没有其他能让你的心情一下子舒畅起来的行为。

用香喷喷的沐浴露洗个澡。

听听你喜欢的歌手的 CD。

换上帅气的运动服享受运动的乐趣。

带着可爱的宠物出去散步。

……

仔细想一想应该能想到很多。事先准备好几个这样的替代行为，就会安心地觉得"自己有很多事情可以做"。从容不迫，心情安定，也非常有助于戒掉上瘾。

◎ 把它变成游戏，给自己褒奖

也可以从另一个角度来改变奖励的内容。

以前人们摄取糖分，会获得"血糖值升高，心情暂时变好"的奖励。

如果能控制糖分的摄入，就可以把奖励变成"自己褒奖自己"。提前设想好奖品，如果做到了就给自己褒奖。通过这种"游戏化"的方法，可以轻松愉快地控制糖分的摄入。

例如，如果你能控制糖分摄入达到一周，那么就可以奖励自己这个周末去看场电影。早点想好"这周奖励什么"并期待着这个奖励，一个人的游戏也很有意思。

还有一种更严格、更有效的方法。

把以前花在摄取糖分上的钱，用来奖励自己。

比如，你习惯了在下班回家的路上去吃拉面，那么哪天如果你没吃，就可以把省下来的拉面钱存到存钱罐里；如果吃了，那么当天就没有存款。

更简单的方法是，你可以计算一下"迄今为止，每天在糖分上花了多少冤枉钱"。假设平均每天要花费 25 元，如果能控制糖分摄入，就把 25 元存到存钱罐里；如果不能控制糖分摄入，当天就没有存款。

不用存钱罐，用网上银行也可以。

另外，写出你想用你存下来的钱买什么，然后查一下想买的东西的价格。可以是 150 元的笔记本，也可以是 15 000元的高级手表。

总之，诀窍就是用 Excel 等工具准确地记录金额。当存的钱达到可以购买奖品的金额时，就立即奖励给自己。

◎ 保持主观能动性是很重要的

假设你加入了寻觅美味蛋糕的爱好者协会。

假设爱好者协会下个月的聚会日期定下来了，并邀请你一起去吃。但是，你刚刚下定决心要摆脱糖中毒。那么，该怎么拒绝呢？

这时候，回复"我不能去"还是"我不去"，结果大不相同。

有调查显示，说"我不能停止运动"的人，坚持运动的概率为 10%；而说"我不会停止运动"的人，坚持运动的概率高达 80%。后者与前者相比，掌握了心理上的主动权。

因此，今后在减少糖分摄入量时，不要消极地认为"我不能吃"，而要主动地认为"我不吃"，这一点很重要。

这并不是说"要有坚强的意志"，而是我们要利用任何我们可以利用的东西，哪怕只是稍微调整一下用词，结果也会大不一样。

对付顽固上瘾的大脑，需要各种小技巧。

◎ "吃完后马上运动"——抵消刚刚吃进去的碳水化合物

和同事一起出去吃午饭时，可能会难以启齿，说"我不吃碳水化合物"，也可能会遇到"忍不住就吃了拉面"的情况。

遇到这种情况，吃完后马上运动，血糖值也不会上升。

摄入糖分 15 分钟后血糖值开始上升，所以不要磨蹭，吃完后请马上活动一下身体。

午餐后，最好不要悠闲地喝茶，而要快速走回公司。

上下抬脚后跟之类的运动都可以做，最推荐的是深蹲。深蹲在哪里都能做，不挑地方，通过锻炼股四头肌这四大块肌肉，有助于维持全身的肌肉。

"12 秒深蹲"，特别适合那些没有时间运动的人。顾名思义，每次深蹲只需 12 秒。慢慢蹲下来，慢慢站起来，这个动作对大腿的负荷很大，效果很好。

这样做 10 次，就能抵消刚刚吃进去的碳水化合物。

◎ 谨防危害程度高的碳水化合物

如第二章所述，液体糖分比固体糖分更容易提高血糖值。以大多数人认为对健康有益的新鲜橙汁为例。

总的来说，水果都会导致血糖值升高，但如果吃整个橙子的话，一个就足够了，还能摄取些膳食纤维。

但是，制作鲜榨果汁则要用五个橙子，而且只是留下汁液，膳食纤维会被全部扔掉。也就是说，喝橙汁只会摄取大量的糖分，其实就是吃了一块糖块。

如果是便利店卖的廉价果汁，膳食纤维就更少了，还会添加各种糖分。

这种液体糖，不需要咀嚼，也不用在胃里消化，会直接进入小肠，所以会让你的血糖值很快升高。

虽然统称为"糖分"，但其危害程度也是分等级的。

甜的无醇饮料、加糖的罐装咖啡、果汁等都是"危害程度排行第一"的。这些东西根本就不是人类生存所必需的，所以干脆跟它们说再见吧（表4）。

除了水之外的液体饮料，可以多喝些不含糖的茶、花草茶和黑咖啡。

你可能会想"如果不加糖就可以的话，那喝无糖可乐不就没问题了吗？"但我要说的是，还是不要这样做比较好。

2017年发表在《卒中》杂志上的一项研究报告指出，饮用含有人工甜味剂的饮料，会增加脑卒中和阿尔茨海默病的发病率，发病率与其摄入的人工甜味剂的量成正比。

此外，人们早就知道人工甜味剂会改变肠道菌群并影响代谢。虽然有些人可能正在用人造甜味剂来预防糖尿病和肥胖，但实际上，它们反而很有可能会对人产生不好的影响。

总之请牢记，对身体来说"根本不需要喝甜的液体"。

危害程度排第 2 以下的，详见表 4。

表 4　对人体危害最严重的 5 种糖分

【危害程度排名第 1 的】加糖的罐装咖啡、无醇饮料、果汁等

　　原本这些东西就不是人类生存所必需的，要意识到自己是因为糖中毒才会喝它，然后戒掉它。

【危害程度排名第 2 的】含糖的点心

　　白糖是人类创造的非天然产品。须记住不管是蛋糕还是点心里边都有大量的白糖。

【危害程度排名第 3 的】水果

　　水果里含有丰富的维生素和矿物质，比上述两种要好一些。但是，现在的水果经过改良，含糖量提高了，与以前自然的水果不同了。水果比葡萄糖更容易使人发胖。尤其不要喝果汁。

【危害程度排名第 4 的】白米饭、白面包、乌冬面等

　　早餐吃吐司，午餐吃套餐饭都可以，只要减少数量就好。吃乌冬面、荞麦面、拉面、意大利面等"单一食品"，不可避免就会摄入过多的糖分，所以一定要注意。

（续表）

> 【危害程度排名第 5 的】糙米、全麦面包、薯类等
>
> 　　这些食物比精制的白米饭和白面包含有更多的矿物质，如果吃同样的量，推荐吃这些。但是，并不能改变这些食物同样也是糖分的事实，所以吃的过多还是会胖。

◎ 根据种类不同，有些酒完全可以放心喝

　　喜欢喝酒的人，能更轻松地控制糖分，这一点可能会让酒量小的人感到失望。因为酒精不会提高血糖值（图 10）。

　　特别是威士忌、烧酒等蒸馏酒，因为完全不含糖分，所以多喝也不会引起糖分上瘾。但因为有酒精上瘾的危险，所以饮酒要适度。

　　啤酒含糖量相对较高。喝一罐 350 毫升的普通啤酒大约会摄入 10 克的糖分，所以喝啤酒要控制在一罐之内，如果不够喝的话，可以换成无糖的低麦芽酒。

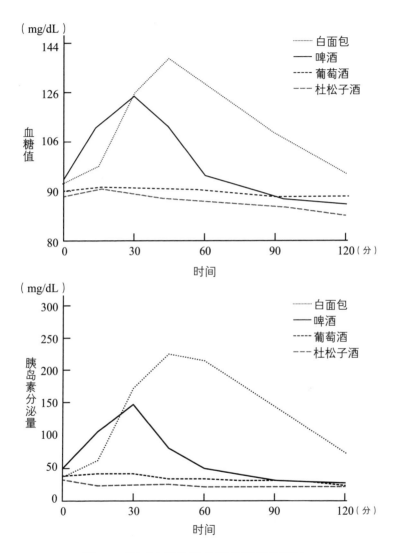

图 10 酒对血糖和胰岛素分泌量的影响

摘自牧田善二的《被 90% 日本人所误解的控糖措施》（畅销书）

清酒虽然也含糖，但含量很低，所以不用担心。喜欢晚上喝清酒的人没有必要戒掉。

我只喜欢喝辣口的白葡萄酒。德国的一项研究表明，白葡萄酒中的矿物质成分具有减肥的效果。

如上所述，酒基本上不会使血糖值升高，烤鸡肉串、毛豆、奶酪、生鱼片、凉拌豆腐等受欢迎的下酒菜里也没有多少糖分（炸薯条不行哦）。

问题在于喝完酒之后又吃碳水化合物。一旦糖中毒，喝醉后往往会在回家的路上再去吃拉面，所以一定要注意。

由此可见，控制糖分时也可以喝酒，所以它绝不是一个痛苦的减肥方法。请大家在享受的同时挑战一下吧！

下一章将介绍摆脱糖中毒的终极减肥方法。通过数值来分析具体应该摄取多少糖分、血糖值应该保持在什么水平等，不胖的人也可以参考。

· 第三章回顾

◎行为改变对于摆脱糖中毒至关重要。

◎重要的是如何欺骗自己的大脑。

◎了解哪些食物不会导致血糖值升高。

◎了解怎么吃才不会导致血糖值升高

◎单独吃碳水化合物是最糟糕的做法。

◎先吃蔬菜和蛋白质，最后再吃碳水化合物。

◎让生活远离糖分。

◎如果能控制糖分的摄入，就奖励自己。

◎吃完后马上运动可以避免血糖值升高。

◎一辈子都不喝含糖的碳酸饮料、含糖的罐装咖啡等饮料。

◎推荐喝威士忌、烧酒、白葡萄酒。

【佩戴血糖检测仪的经验之谈①】

成功地将糖化血红蛋白 A1c 值从 8%～9% 降到 6%～7%。
食欲旺盛的男性，52 岁。

　　我是一名 50 多岁的男性，已经治疗糖尿病 15 年了。我知道我患有严重的糖中毒，但一直忙于工作，结果在与大脑的战斗中屡战屡败。在过去的几年里，我的糖化血红蛋白 A1c 值上升到了 8% 以上（正常值为 6.2% 以下）。

　　牧田医生对我说："A1c 值如果超过 8%，一旦感染某些传染病，病情恶化的可能性就会很大。"于是我决定从 2020 年 3 月开始佩戴血糖检测仪，这款检测仪用智能手机就能测量，这也是我尝试它的一个原因。

　　我已经是一名老糖尿病患者了，所以将血糖值的目标值设定在 80～180，但如果我照常吃饭，血糖值就会在 200～250。戴上血糖检测仪后，我最先尝试的是吃蛋包饭，结果血糖值立刻就突破了最高目标值。

　　我本来就是个大胃王，知道自己是没办法靠绝食来减肥的，所以我试着把控制碳水化合物的摄入量作为目标。实时测量血糖值，尽量避免导致血糖值上升过高的饮食，试着制定对自己比较宽松的规则。

实际监测中，很容易就能看到吃什么食物会导致血糖值上升，基本上都是碳水化合物。而且你会意识到：让你很容易吃很多的食物，就是血糖最大的敌人。

对我来说，这个最大的敌人就是便利店的饭团。我常常一次吃两三个，不过虽然吃起来很容易，血糖值的上升却不是一星半点。零食也是如此。转眼间就吃完了一袋，却感觉还没吃够。

在这一点上，让我意外的是拉面和三明治。边测量血糖边吃拉面是需要很大勇气的，吃配料多、面量少的拉面时，血糖值没有想象中升得那么高。此外，我还发现，即使吃以前从未点过的"少面"，吃完后得到的满足感并不会打折扣。三明治里也有蔬菜等很多配料，所以血糖值上升的速度要比饭团和普通的点心面包慢。同样是面食，因为我喜欢吃乌冬面，所以不知不觉就会吃多，血糖值也会升得很高。

"原来关键是碳水化合物的量"，有了这样的想法之后，我在超市或便利店买东西时，就会仔细看成分表，会咨询糖分和碳水化合物的含量。可能有人会说以前为什么没有这么做呢，以前我虽然知道这个知识，但没有把它和实际感受、行动联系起来。我的目标不是完全戒掉碳水化合物，而是减少碳水化合物的摄入量。我本来就不怎么吃甜食，试了一下觉得巧克力也还可以，不会使血糖值升得过高，可能主要也是因为我一次不会吃太多。面粉类的点心就不要吃了，另外注意不要一不留神吃太多水果。

对我而言，虽然我有糖中毒的问题，但是我非常爱吃东西，所以就算知道这些我还是会不由自主地去便利店等地方买吃的。虽然说来难为情，但我还是决定开发碳水化合物以外的"零食"。经常吃的有沙拉鸡、鱼卷、鱿鱼干、紫菜等。以前医生就建议我"吃零食，不如吃坚果类的食品"，当我测量了血糖值后，再次体会到了这种说法的正确性。现在我家里常备瓶装坚果。

我以前觉得，除非在家里吃饭，否则在外边吃饭不吃碳水化合物是不可能的，但实际上，当我真正开始控制糖分后，意外地发现很多快餐店都有低糖的菜单。这样的菜单很久以前就有了，只是糖中毒患者没有看到而已。

用菜花代替大米做成的咖喱，用生菜代替面包的汉堡等食物，逐渐成为我新的"基础餐"。在中餐中，我还学会了单点炒蔬菜的技巧。另外在食品卖场也有用魔芋做成的面条等食品，低糖的世界远比我们想象中的要广阔。

现在我偶尔也会去吃寿司和乌冬面，血糖值的上升让我直冒冷汗，但每次吃的量确实在减少了。如果你一直在测量血糖值，从某种意义上来说，就像玩游戏一样，一旦数值暴涨，就会影响一周、一个月的平均值。好不容易把数值控制住了，如果暴饮暴食的话就太可惜了。如果是在做好心理准备的情况下吃的话，那还能心安理得些，但如果是吃了随手拿的饭团而毁掉之前的计划，就会感到非常遗憾（其实我已经体验过很多次了）。幸好我没有喝酒的习惯，不然要戒掉酒精上瘾和糖分上瘾会更难、更辛苦。

虽然我这种控制糖分的方法很宽松，但坚持了半年之后，糖化血红蛋白 A1c 值竟然从 8% ～ 9% 降到了 6% ～ 7%，体重也减少了 5 千克左右。自己的大脑也被灌输了"吃一点就满足了""稀里糊涂地吃就可惜了"这些思想。

04

治愈糖中毒的
终极减肥方法

之实践篇

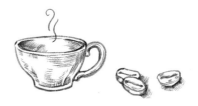

如果一整天的血糖值都控制在 140 以下，

那么体重就会减少 100 ～ 200 克。

◎ 瘦到什么程度才合适

在糖中毒导致肥胖的案例中，BMI 超过 27 时人的死亡率会上升，所以暂且先把减重目标定为 BMI 减到 27 吧！

可以用以下公式算出你 BMI 为 27 时的体重是多少。

身高（米）× 身高（米）×27

比如，一个人身高 170 厘米，BMI 为 27 时体重则为"1.7×1.7×27 = 78.03（千克）"。也就是说，如果你身高是 170 厘米，那么体重不减到 78 千克，死亡率就会很高（表 5）。

当然，你也可以努力减到 BMI 为 22 左右，此时的体重被称为合理体重。

不过，如果一个相当胖的人设定了一个不切实际的目标，就很难实现。与其这样，不如先设定一个容易实现的目标，达标后体验一下成就感，然后再重新设定目标，这样更合理。

表5 BMI27 简表（四舍五入到小数点后两位）

身高（cm）	体重（kg）
150	60.75
152	62.38
154	64.03
156	65.7
158	67.4
160	69.12
162	70.86
164	72.62
166	74.4
168	76.2
170	78.03
172	79.88
174	81.75
176	83.64
178	85.55
180	87.48
182	89.43
184	91.41

　　而且，正如第二章所述，太瘦对健康也不好。太胖会增加心肌梗死发生的概率，太瘦则会增加脑出血发生的概率。这在中老年女性中尤为明显。

　　年轻人很少发生脑出血。然而，随着年龄的增长，血管内壁会变得很脆弱，如果太瘦，总胆固醇值就会偏低，血管就更容易破裂了。因此，超过 50 岁的女性一定注意不要过度减肥，BMI 不要低于 18.5。

具体来说，身高 158 厘米的女性，体重最好保持在 46 ～ 67 千克。

我的一位 50 多岁的女性患者觉得"太瘦皱纹会很明显，给人一种很老的感觉"，所以把 BMI 目标设定为 23，比正常体重的 BMI 略大一点。像她这样设定宽松的目标就挺好的，不要设定过高的目标。

不必急于得到结果。人一胖就容易得各种各样严重的疾病，这是不争的事实，但并不是说死亡迫在眉睫了。并没有那么紧急，所以还是踏踏实实地努力减肥吧。

例如，如果肝脏脂肪堆积过多会导致脂肪肝，众所周知，只要把体重降低 5%，脂肪肝的状况就会好转。也就是说，假设现在体重 60 千克的人，被告知患有脂肪肝，只要瘦 3 千克就能好转。

像这样，只要让体重下降一些，就能切实感受到自己变得更健康了，所以一边享受这份快乐，一边努力吧。

最糟糕的是，强迫自己减掉很多体重之后，又反弹了。这样会损害健康，还是用更加理智的态度来对待吧。

◎　两种科学的减肥方法

　　肥胖并不是仅仅因为吃得太多。肥胖等同于糖中毒，我们必须认识到这一点。

　　如果不明白这一点，就会走上一条忍受饥饿、控制热量摄入、做激烈运动的错误的减肥之路。然后就会出现不理想的状况，反复反弹。

　　要想消除肥胖，必须充分了解造成肥胖的根本原因是糖中毒，在这个基础上，再进行科学的治疗。

　　我推荐的减肥方法大致有以下两个要点。

---

①　减少糖分摄入量

　　只要把一天的糖分摄入量控制在 60 克以内，任何人都能瘦下来。但是重度糖中毒的人，不能一下子减到 60 克，而要循序渐进。

②　控制血糖值

　　即使进食，也要控制血糖值不超过 140，血糖升高会导致肥胖。这就需要佩戴血糖检测仪。

　　不过，只要减少了糖分摄取量，血糖值就不会轻易上升，所以在不使用血糖检测仪时，严格按照要点①来执行就可以。

　　如果不会计算或觉得计算一天的糖分摄入量很麻烦，也可以用专门为此设计的要点②。

从下一节开始，我将对这两个要点分别进行详细的说明。

◎ 如何减少糖分摄入量

如果将每天的糖分摄入量控制在 60 克以下，那么每天就能瘦 100~200 克。对于想要瘦 10 千克的人来说，哪怕每天只减 100 克，只要每天都能坚持，就一定能达到目标体重。

另外，这里说的 60 克糖分并不是指食物本身的重量。例如，一碗米饭的重量大约为 150 克，其中所含的糖分大约为55 克。60 克米饭并不等于 60 克糖分。

虽然如此，吃一碗饭就会摄入 55 克的糖分。一团乌冬面也含有约 57 克糖分。

对于因严重的糖中毒而严重肥胖的人来说，把每天的糖分摄入量控制在 60 克以内，是很难完成的，所以要循序渐进。

最初把每天的糖分摄入量控制在 120 克即可。这样虽然不会让你变瘦，但至少可以让你不"再胖下去"。习惯了每天摄入 120 克后，再减少到每天摄入 100 克。

如果能把每天的糖分摄入量降到 100 克，就可以说自己已经摆脱严重的糖中毒了。达到这个程度之后，最终再把每天的糖分摄入量控制在 60 克，慢慢地减轻体重。

在书末的表 7 中，列出了代表性食材、食品的含糖量，请参考此图表将每天的糖分摄入量控制在 60 克以内。再利用好《食品成分表》，就已经算是非常正式地控糖了。

　　另外，米饭和乌冬面等食物里的含糖量很容易掌握，但熟食和加工食品里的含糖量就很难判断了。不过，在不断测量中大家也能逐渐掌握。

　　对比自己吃的食物和体重的变化，就应该能猜测到"啊，熟食的浇汁团粉中的含糖量应该很高吧"。

◎ 如何控制血糖值

　　掌握自己的血糖值，对每个人来说，都是非常有效的健康管理方法。

　　不要觉得血糖值"不去医院就不能测量"，"没有糖尿病就没有必要测量"。

　　现在有一种血糖自测仪，仪器由贴在手臂上的"传感器"和读取血糖值的"读取器"两个零部件组成，操作起来非常简单。

　　传感器可以感知不断变化的血糖值。只要把读取器靠近传感器，就能知道此时的血糖值。还可以在手机上安装应用程序来读取血糖值信息。

　　戴上血糖自测仪后，首先吃米饭、面包等碳水化合物，确认血糖值的上升情况。顺便说一下，我吃完乌冬面后做了测量，血糖值上升到了 170 左右。

也可以用无醇饮料和啤酒来测试，你可能会被上升的数值吓到。

接下来，吃碳水化合物吃到饱之后马上进行深蹲、快走等运动，切身感受一下这些运动对血糖升高的抑制效果。

吃肥多瘦少的肉后喝威士忌，血糖值不会上升，这个请大家亲身体验一下。

像这样试着使用几天后，就会知道哪些食物容易导致血糖值升高，哪些食物却意外地不会导致血糖值升高。你应该也能理解，吃完饭后立即运动能有效控糖这件事了。

充分利用这些知识，将血糖值控制在用餐后 140 以下。如果一整天的血糖值都控制在 140 以下，那么体重就会减少 100 到 200 克。

如果再加上饭后运动，体重会降得更多。

而且，血糖仪不仅有助于这次减肥，还能让你学会管理血糖值这个基本技能，很有入手的价值对吧？

◎ 每天早餐前称体重

这次你要挑战的任务是，摆脱糖中毒。这对你今后的生活来说，是一个非常棒的选择。既然如此，在这里我们再养成另一个重要的习惯吧，那就是"每天称体重"。

测量体重是减肥成功的必经之路，同时也是健康管理的必备。

胖的人一般都不喜欢称体重，因为会觉得"我什么时候胖成这样了？"但不了解自己的体重，任其一直胖下去，最终会导致各种疾病。从今天开始，请养成每天测量体重的习惯。

具体做法是，每天早上起床上完厕所后、吃饭前称体重。如果你在控制糖分的摄入和控制血糖值，就肯定会瘦下来，所以你应该也很期待站在体重秤上吧？

但是，中间应该会有一段时间体重没有变化。不要担心，这是身体感受到体重减少时产生的一种防御反应。这时身体处于节能模式，所以体重减不下来。如果能不受影响地继续坚持下去，体重就又会开始减少。体重不减少也不要动摇，继续称体重吧！

另外，要用能精确到小数点后一位的千克秤来测量体重。每天体重的变动是以 0.1 千克为单位来进行的，所以用粗略的体重秤是无法知道细微的体重变化。

◎ 不用违抗大脑的六种饮食方法

"既无法计算糖分摄入量，也无法测量血糖值"，经常出差的商务人士可能是这种状态。

但是，请不要就此放弃。重要的是要遵守饮食方法的基本原则。

下面列举了一些摆脱糖中毒应该遵守的饮食要点。

①永远不买含糖的无醇饮料，包括零糖可乐

这是最重要的一点。正如前面多次提到的，液体糖是最糟糕的，尤其是含糖的无醇饮料，这是被计算好"至福点"的魔鬼饮料。

人工甜味剂对健康的危害也很大，所以再也不要喝甜的无醇饮料了，包括零糖可乐在内。

但是，水分的摄取很重要，所以每天至少要喝2升水。夏天可以每天喝3升。可以在水里加一些无糖的茶、花草茶之类的东西。

②以蔬菜、豆腐、海藻、蘑菇为主食，每天多吃鱼和肉

蔬菜、豆腐、海藻、蘑菇等植物性食品，不仅糖分含量少，还含有"植物化学物质"，是植物独有的强效抗氧化物质。

植物化学物质，是无法像动物一样移动的植物为保护自己免受外敌侵害而产生的一种成分。我们要多吃植物性食物。不过薯类、南瓜等糖分含量较高，所以尽量不要吃。

蛋白质含量高的鱼和肉，不会导致血糖值升高，所以不用担心，可以多吃一些。

医学上最有利于健康的方法是每隔一天吃一条鱼，然后在不吃鱼时按照优先顺序吃肉。优先顺序是鸡肉最好，其次

是猪肉、羊肉、牛肉。这个排名来自众多研究论文。

另外，鱼如果是以生鱼片的方式来吃的话，AGE（参照第37页）不会增加，所以推荐这种吃法。

③要戒掉蛋糕、日式点心等甜食

甜点其实就是糖，吃甜点就是摄入大量的糖分，这很愚蠢。但可能因为糖中毒了，所以你一下子戒不掉。如果一时之间戒不掉，可以试着在10点或15点等吃点心的时间，稍微吃点好的甜点，然后再逐渐减少摄入量。

④切勿购买袋装点心、曲奇饼干、煎饼等东西

咸味的薯片之类的东西，是以土豆为原料制作而成的，其实也是"糖块"。你之所以对这些东西"欲罢不能"，不是因为它们好吃，而是因为你的大脑对它们上瘾了。不仅自己不要买，也不要吃别人给的那一口。

⑤不要吃太多的米饭、面包和面食

日本人糖中毒的主要原因，是碳水化合物而不是甜食。要想瘦，一定要比现在吃更少的碳水化合物。慢慢地减少，直到最终戒掉为止。

无醇饮料和点心只要不买就可以了，但是米饭和面包都包含在普通套餐和盒饭里，不吃是极其困难的。不要觉得"没办法不吃"就吃掉了，而是要果断地下定决心不吃这些东西。

⑥善于饮酒

"酒精热量高，会使人发胖"这种说法是错误的。

如第三章所述，不含糖分的威士忌、烧酒等蒸馏酒，完全不会导致血糖值升高，所以也不会使人发胖。

比较容易使人发胖的是啤酒，一罐普通啤酒（350毫升）大约含有10克糖，清酒每200毫升中大约含10克糖。

虽然都是酿造酒，但葡萄酒的糖分较少，特别推荐减肥的人喝有瘦身效果的烈性白葡萄酒。

◎ 即使反弹了也要重新开始

我们经常能看到，戒烟成功的人重新成为烟鬼的例子。原因大多是朋友递给他一根烟说："只抽一根"。如果真的只抽一根倒还好，但不知怎么的，烟瘾就像决堤的洪水一样，一旦开始就一根接一根地抽了起来。

之所以出现这种情况，是因为久违的尼古丁使大脑欣喜若狂，大脑会要求你"再多抽一根，再多抽一根"，但如果真抽了，本人就会灰心丧气，觉得"自己的意志力太薄弱了""唉，怎么样都无所谓了"，然后就自暴自弃了。

摆脱糖中毒，也可能会出现类似的情况。

即使减肥进展顺利，也可能会被"想吃拉面""想吃蛋糕"这种强烈的欲望所驱使。这是因为，减肥期间糖分摄入不足，会导致大脑焦躁不安。

这时，可以通过替代行为（参照第 67 页）来欺骗大脑，蒙混过关，但也有可能没蒙混过去。如果没蒙混过去就容易继续吃下去，大脑会欣喜若狂，不停地下指令"再吃些，再吃些"，所以你可能比以前吃得还要多。

请保持冷静，这并不是因为你意志薄弱，而是大脑在作怪。所以，不要半途而废，也不要自责，不要受影响，请继续坚持下去吧！

其实，只要摄入糖分就会有反弹。但是，反弹之后只要重新开始就可以了。什么都不要在意，不要受影响，继续坚持下去吧！

◎ 在与大脑的对抗中获胜患者的例子

有一位 50 多岁的男性，在体检时被告知患有糖尿病，几年前他就开始来我的诊所看病。第一次就诊时他相当胖，还患有高血压。

我立即要求这位患者佩戴血糖检测仪，控制血糖。他正值壮年，如果得了糖尿病、肾病等并发症就糟糕了，所以他非常热切地投入到了治疗中。

他说他最喜欢吃刚煮好的白米饭，但当他看到血糖检测仪显示的血糖数值后就害怕了。不仅是米饭，面包等面食也会使血糖值大幅提升，他亲眼看到这一切后，戒掉了所有的碳水化合物。

最终他的血糖稳定了，糖化血红蛋白 A1c 值也降到了理想的水平，而且迅速瘦了下来。

看到他做得这么好，我劝他说："这样的话，也可以稍微吃一点你喜欢吃的米饭了。"

他回答得很干脆："我已经习惯了，完全可以不用吃主食。而且，我有一种强烈的不想吃的决心，不想让自己的血糖再升高了。"

当我听到他说"已经习惯了"时，我确信他已经完全克服了糖分上瘾。

这位患者有着强烈的"不想得糖尿病和肾病"的愿望。其实，所有肥胖的人都应该有同样的动力并坚持下去。

虽然肥胖的人现在还没得大病，但他们已经在得这些病的边缘了。"当时要是认真减肥就好了"，为了让自己不会这样后悔，请关心自己的未来，并行动起来吧。

◎ 想一想瘦下来会有什么好处

要想减肥成功，让自己清楚地看到"减肥成功后的自己"也很重要。不知道自己为了什么而开始减肥，会很容易受挫。

请把"纤瘦而有魅力的自己"刻进只会发出"吃糖分"

指令的大脑里。

★能享受时尚。

★周围的人都会惊讶地称赞我。

★会变得受欢迎。

★身体会变好。

★会增加长寿的概率。

★皮肤会变好。

★孩子会对我刮目相看。

★体检的数值会变好。

★步伐会变灵活。

★会提高给顾客的印象分。

★能穿普通尺码的衣服，购物的范围扩大了。

★大脑运转会变得灵活，思路清晰，动作干净利落。

★在坐电车时，即使占得空间大，也不会觉得很丢脸了。

　　想象一下，瘦下来会有什么好处，然后写在纸上。不仅要想，还要写出来并看着它，然后深深地印在脑海里。

　　应该还有很多好处。不断思考自己生活中的"好处"，并把它变成现实吧！

◎ 奖励和呐喊助威

肥胖的人，如果减肥成功了，会有很多好处，其中以下两点是自己能清晰感受到的。

① 身体发生好的变化

步伐变轻了，稍微跑一跑也不会气喘吁吁了。

膝盖和髋关节的负担减轻了，疼痛减轻了。

睡眠质量得到改善，会感觉睡得很香。

再看看体检的结果表，血压、肝功能、血糖值、胆固醇值等都有所改善。

② 外在形象会变好看

瘦了之后照镜子，会很开心，这一点无法否认。

一位来我诊所看病的 40 多岁的男子，曾经说自己"原本对衣服不感兴趣"，但瘦下来之后，突然穿着变得很时尚。

与其说是不感兴趣，倒不如说是肥胖无意中克制了他的这个兴趣，让他觉得"即使感兴趣也无济于事"。现在，他很高兴能见到一个全新的自己，他说"很不可思议，我竟然很享受买衣服的乐趣"。

另一个例子，一位 40 多岁的女性，她会提前买好瘦下来之后想穿的牛仔裤。她说："我二十多岁的时候，能穿 M 码的衣服。我能想象自己穿这种衣服时的样子，所以想瘦到那种程度。"

像他们这样，瘦到目标体重就去买想穿的衣服，这是一种很好的奖励方法。

准备一份奖励，同时给自己一句鼓励的话。或者向周围的人发出减肥宣言，也是很好的方法吧。

一位在外企工作的 30 多岁的男子，给我看了他在笔记本上写的一句话。那句话是这样的：

"不要做没有追求的肥猪，要做有思想、有追求的纤瘦的'苏格拉底'。男人注重的是肉体，我不要丑陋的身体！"

在 10 多人的会议上，他发现只有自己是胖子，这让他感受到了一种难以形容的自卑感。

他原本就是一个觉悟很高的人，所以认真学习了糖中毒的相关知识。现在的他，已经成为有思想、有追求的"苏格拉底"了。

· 第四章回顾

◎暂且先把目标定为将体重减到 BMI 为 27 时的体重。

◎只要把体重降低 5%，脂肪肝就会好转。

◎最糟糕的是，强迫自己减掉很多体重之后，又反弹了。

◎如果将每天的糖分摄入量控制在 60 克以下，每天就能瘦掉
100~200 克。

◎如果一整天的血糖值都控制在 140 以下，那么体重就会减少
100 ～ 200 克。

◎请从今天开始养成每天测量体重的习惯。

◎永远不要买含糖的无醇饮料，包括零糖可乐。

◎以蔬菜、豆腐、海藻、蘑菇为主食，每天多吃鱼和肉。

◎要戒掉蛋糕、日式点心等甜食。

◎切勿购买袋装点心、曲奇饼干、煎饼等。

◎不要吃太多的米饭、面包和面食。

◎好好享受威士忌、烧酒、白葡萄酒等。

◎即使反弹了，也不要太在意，不要受其影响，请再重新开
始吧！

◎把瘦下来的好处写在纸上吧！

【佩戴血糖检测仪的经验之谈②】

成功地将糖化血红蛋白 A1c 值从 8.0% 降至 6.4%，体重减轻了 6 千克。

酷爱米饭和碳水化合物的男性，60 岁

谈一谈我的减肥方法，或者说降低糖化血红蛋白 A1c 值的策略。

2020 年 5 月，我开始使用这个策略。由于日本在 4 月份发布了紧急事态宣言，所以在那之后，我基本上都待在家里，一周只去一次公司。早上、中午和晚上都在家里吃，那时候的我迷上了便利店的甜点。

便利店对于减肥的人来说，真的是一个很恐怖的存在。巴斯克芝士蛋糕和蒙布朗蛋糕都超级好吃，所以我基本上每天都要吃上一个。我还过度相信，自己在吃降糖药（一种能通过尿液将体内糖分排出体外的药），所以没关系。

在那之前，我的 A1c 值大概在 6.5% ～ 7.0%。然而，当我连续过了 2 个月这样愚蠢的生活后，在 5 月底测量

A1c 时，我的 A1c 值竟然上升到了 8.0%！这是我一生中的最高值，太令人震惊了。这是非常危险的。在那之后，我决定开始佩戴血糖检测仪，认真减肥。

首先，我彻底戒掉了甜品和零食。以前，我平常的主食都是大米、意大利面和面包，后来改成吃只碾去七成谷壳的糙米，外加一些魔芋，意大利面吃的是低糖的，面包吃的是全麦的，还尽量不吃拉面和荞麦面。外出就餐时，会把白米饭的量减少为原来的一半到三分之二。我是一个对土豆和芋头没有抵抗力的人，但还是决定减少植物性碳水化合物的摄入。

但如果我完全不吃碳水化合物，饥饿感就会越来越强烈，不久就会反弹，所以我只是减少了摄入，并没有完全不吃。

我吃面包时蘸的果酱都是在自己家里做的，用的是天然提取的罗汉果甜苷、甜菊苷等无糖的甜味剂。我还想吃点心，所以就用罗汉果甜苷煮了些红豆。

晚饭后，我还会特意散步 45 分钟，从公司回家时我会提前一站下车，然后步行 40 分钟回家。

就这样坚持 3 个月之后，到了 8 月份时，我的 A1c 值暂时降到了 6.7%。

之后再测量血糖时，我开始测量体重。一开始我的体重是 82 千克。没想到我竟然在三个月之内减掉了将近 6 千克，体重降到了 76.2 千克。

另外，还有一个重要的点要说。之后的我，继续佩戴血糖检测仪，体重虽然没有再下降，但 A1c 值又下降了0.3%，变成了 6.4%。这离正常值只差一点点了！

时时检测血糖不仅有助于减轻体重，而且对降低 A1c 值也确有奇效。

用血糖检测仪做了各种尝试之后，我自己得出了以下几个结论。

※ 首先，最糟糕的食物是炸猪排盖饭（让血糖值上升到 235 mg/dL），其次是白米饭团（让血糖值上升到 210 mg/dL 左右），再次是碾去七成谷壳的糙米饭（让血糖值上升到 214 mg/dL），然后是低糖面包（血糖值也会突破 200 mg/dL），最后是天妇罗盖饭（让血糖值上升到 195 mg/dL）。

※ 就我个人而言，乌冬面、荞麦面并没有让我的血糖值大幅上升。我还没试过加了很多面粉的咖喱饭会怎么样。

※ 吃了两个饭团之后，出现了血糖峰值 253。

※ 不用多说，我们都知道直接吃没有配菜的饭团对血糖值很不好。吃盖饭不好也是同样的原因。它们都是能大口大口吃的食物，所以就更糟糕了。

※ 还有一个重要的结论：吃东西时细嚼慢咽，血糖值不会上升。即便我边吃面包边吃丰盛的法国菜套餐，然后坐在柜台上吃我喜欢吃的寿司，在吃的过程中我测了一下，

血糖值都始终保持在 105 ～ 110。因此，即便是吃碳水化合物，只要掺杂着其他食材慢慢吃，我的血糖值就不会上升。

※ 快走 30 分钟，血糖值下降 30~40。

※ 读牧田老师的书，做老师推荐的 12 秒"慢蹲" 10 次，血糖值会下降 30~40。

※ 据我的糖尿病朋友说，泡澡后血糖值会上升，但我的血糖值却下降了 30 多。

血糖检测仪的最大效用是什么呢？对我而言，戴上它，我就不会乱吃零食和夜宵之类的了，不会在深夜不知不觉地吃拉面或饭团了。只要能经常意识到我身上戴着它，我的行为习惯就会完全改变。所以，我强烈推荐使用血糖检测仪。

牧田医生的评语

通过使用血糖检测仪，我们可以很好地知道吃什么会使血糖值上升，以及血糖上升到了什么程度，从而制定相应对策。

经验之谈①（第 78 页）中提到的，"开发出碳水化合物以外的'零食'（如沙拉鸡、鱼卷、鱿鱼干、紫菜、坚果等）"的做法，非常值得参考。

另外，关于快餐等外出就餐时的低糖菜单，正如经验之谈①的人所说，"在我了解血糖值这个概念之前就有这样的菜单了，只是糖中毒患者没有看到而已"。大家只是没有注意到，实际上注重糖分含量的食物有很多。

不是完全不摄入碳水化合物，而是巧妙地减少碳水化合物的摄入，如此就能显著地改善血糖值和体重。

经验之谈②的人也采取了这种不勉强自己的策略。如果完全不摄入，就很容易反弹，所以这是一个现实且最好用的方法。

把白米换成糙米和魔芋的吃法特别好。这样就能摄入大量的膳食纤维，以膳食纤维为食的肠道细菌也会恢复活力，免疫力也会提高。提高免疫力比降低血糖值更有利于健康。

要想改善血糖状况，只要适当地控制糖分的摄入量就足够了；但如果是以减肥为目的，就必须严格控制糖分的摄入量，必须要减少身体中储存的糖分才能瘦下来。

另外，饭后立即运动也很重要。就算饭前走 5000 步，对血糖值来说也是毫无意义的。

总之，经验之谈①的人的饮食习惯似乎发生了变化，而经验之谈②的人"完全改变了行为习惯"，给我留下了深刻的印象。人是习惯性的动物，改变习惯对于降低血糖值、减肥都至关重要。

如果你一直这样坚持下去，不久大脑就会记住"吃一点就满足了"。

05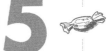

糖中毒与身体之间的
无休止的战斗

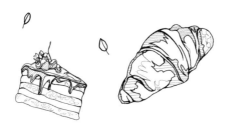

如果血糖水平一直居高不下，

一切危及生命的危险都会向你靠近。

◎ "肥胖是万病之源"，不要掉以轻心

现代社会，肥胖的人太多了，没有人会因为餐厅邻桌的人太胖，或者来送快递的快递员太胖而感到惊讶。

但是在 19 世纪以前，世界上基本没有肥胖的人，在欧洲，肥胖的人是会被围观的稀罕物。在当时，人们觉得"肥胖意味着有战胜病魔的体力，很是羡慕"。

反过来说，过去也很少有人能有那么多东西吃，甚至吃到发胖，原本人类也是在那样的情况下被创造出来的。从远祖时代开始，我们的物种就是被不胖的人延续下来的。

这种 DNA 层面的条件至今没有任何变化。总之对于人类来说，肥胖是一种异常状态。但是现在这种异常状态已经成了常态，很多人已经没有危机感了。

我们不能忘记，变化的是我们所处的环境，而不是人类的 DNA。

随着农耕技术的普及，再加上工业革命，人类周围到处都是容易摄取的碳水化合物和糖。我们现代人从出生开始就在这样的环境中成长，认为这是理所当然的。但是，对于人

类的 DNA 来说，这是异常的环境。这个异常的环境反而成了常态。

这是一个很多人在理所当然会发胖的环境中发胖的世界。生活在这样的世界中，做体检时即使被告知要"解决代谢综合征"，很多人也不会重视。但是，从每个人的 DNA 来考虑的话，这是一种极不正常的状态，如果任其发展，就会直接导致各种危及生命的疾病。

的确，我们并不会"因为肥胖而现在立马丧命"，但是很有可能会"因为肥胖而过早死亡"。

"肥胖是万病之源"，不要掉以轻心。

◎ 葡萄糖会损害血液和血管

到了四五十岁，体检报告就会体现出各种问题。而且，不会只是一处有问题，问题可能遍及全身各处："血压和肝功能都被评定为 C，在年轻时这都不算什么事。"

但是，我们知道，我们的身体是由血管连接起来的，没有一个内脏器官是完全独立的。

所有的内脏器官之所以能够顺利运转，是因为有血液输送氧气和营养。因此，要想保持健康，无论如何都要注意血液和血管的状况。

而最容易破坏血液和血管的，就是多余的葡萄糖。

如果你吃了很多米饭、面包、甜点心、虽然不甜但是用米和面粉做成的煎饼、零食、加糖的饮料之类的东西，血液中就会产生很多多余的葡萄糖。

血液中多余的葡萄糖不仅会使血糖值升高，还会粘在血管壁上，并形成伤口。换句话说，葡萄糖会损害血液和血管。

向各个脏器输送氧气和营养的是血液，而输送血液的是血管，如果摄入的糖分过量，显然就会对身体整体的健康造成不良的影响。

相反，如果摆脱了糖中毒，整体的健康状况就会越来越好。

◎ 摄入过量的糖分会加剧糖尿病的发展

之前已经说过很多次了，肥胖的原因是胰腺会分泌一种叫作胰岛素的激素来处理血液中多余的葡萄糖，将葡萄糖转化为甘油三酯，储存进脂肪细胞。

也就是说，我们之所以会胖，是因为胰岛素一直在努力预防糖尿病。

然而，胰岛素的作用也是有限的。如果经常摄入过量的糖分，胰脏就会感到疲惫不堪，最终影响胰岛素的分泌。如果血液中的葡萄糖浓度，即血糖值不能按预期降低，就是得了糖尿病（判断标准请参考表6、图11）。

表6 通过口服 75 g 葡萄糖耐量试验来判断糖尿病的标准

糖尿病的判断标准（血糖值）

时间	正常值（mg/dL）	糖尿病（mg/dL）
0 分	低于 110	超过 126
120 分	低于 140	超过 200
	两项均满足即为 **正常型**	满足其中任何一项即为 **糖尿病型**

既不属于正常型也不属于糖尿病型的为**临界型**

注意：即使是正常型，如果持续 60 分钟血糖值都超过 180，则很容易发展为糖尿病，所以属于临界型。

糖耐量试验正常值

时间	血糖值（mg/dL）	胰岛素值（μU/mL）
0 分	84	10
30 分	139	57
60 分	123	51
90 分	110	43
120 分	103	40

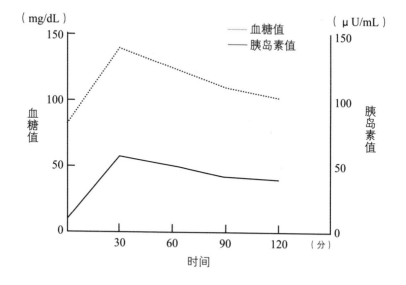

图 11　糖耐量试验正常值

日本有 1000 万糖尿病患者和 1000 万有糖尿病潜在患病风险的人。1 亿多人口里就有 20% 的人，血液中含有很多多余的葡萄糖。

但糖尿病本身不痛不痒，所以很多没有机会参加公司体检的个体户和家庭主妇，即使得了糖尿病也发现不了。

糖尿病分为 1 型和 2 型，这两种应该被看作两种不同的病来治疗。

1 型糖尿病的原因尚未明确，多在年轻时发病，身体完全不分泌胰岛素。因此，每天必须打四次胰岛素来维持生命。

在发明胰岛素之前，1 型糖尿病一直被认为是威胁儿童和青少年生命的疾病，但现在患有此病的人，有的都能在美国职业棒球甲级联赛上做球员了。

而大多数人得的是 2 型糖尿病，这是由摄入过多糖分的生活习惯引起的。这种情况，只要在早期适当地控制糖分摄入并加强运动，就能控制住血糖。当然，如果 2 型糖尿病恶化了，身体基本分泌不出胰岛素，这时就必须要通过注射胰岛素来进行补充治疗了。

不管怎样，现在糖尿病本身已经不再是很可怕的疾病了。反而是由其引发的各种病发症不容乐观。

◎ 如果得了糖尿病，那么每一次遇到危机都如临大敌

很多人不知道自己得了糖尿病，是因为血糖高本身就是不痛不痒的。实际上，即使血糖水平高于糖尿病的标准值也不痛不痒。这就是为什么很多人不接受治疗的原因。

那么，就可以这样放任不管吗？答案肯定是"不可以"。

糖尿病会导致免疫系统功能下降，使人更容易患各种疾病。糖尿病患者患癌症、心肌梗死、脑卒中、阿尔茨海默病等疾病的概率均高于健康人。

学术期刊《细胞代谢》2020 年的研究也印证了这一观点。血糖控制比较好的群体（糖化血红蛋白 A1c 值约为 7.3%），病

毒肺炎后的死亡率为 1.1%，而控制较差的群体（血红蛋白 A1c
值约为 8.1%），死亡率则会跃升为前者的 10 倍，达到了 11%。

不过，目前尚不清楚糖尿病是否会增加某些传染病的感
染率和发病率。但是，糖尿病确实会加剧病情。

避免可能致命的恶化，是抗击一些传染病最重要的措施。

总之，你可以这么认为：如果血糖水平一直居高不下，
一切危及生命的危险都会向你靠近。

◎ 最可怕的并发症是什么?

糖尿病本身并不可怕，可怕的是并发症。

并发症有糖尿病肾病、糖尿病视网膜病变和糖尿病神经
病变三种。

一旦肾病病情加重，就需要进行血液透析。视网膜病变
严重的话很可能会导致失明。如果神经发生病变，就可能会
因为不经意的一个小伤口而导致引起坏疽，最终导致截肢的
悲剧发生。

"突然有一天，我的眼睛像被拉上了一张黑色的幕布，什
么都看不见了。"也许是因为这种冲击力太大，很多人都害怕
糖尿病的并发症——视网膜病变。不过，只要定期去眼科接
受检查，基本上都不会失明。

话虽如此，控制血糖水平还是很重要的。

　　如图 12 所示，如果将糖化血红蛋白 A1c 值控制在 7%，那么即使过了 9 年，视网膜病变的发病率仍然是很低的。但是，一旦糖化血红蛋白 A1c 值超过 9%，发病率就会急剧上升。

　　因此，必须在控制血糖水平的同时定期到眼科接受检查，才能有效预防视网膜病变。

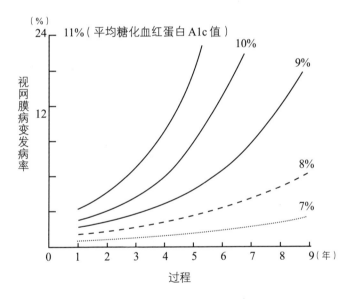

图 12　糖化血红蛋白 A1c 与视网膜病变的关系

无论血红蛋白 A1c 水平如何，治疗高血糖都是有用的。
资料来源：利普科特插画系列《生物化学（第 7 版）》

　　然而，肾病就没那么简单了。多数情况下，即使控制住了血糖，肾病也会恶化，最终不得不进行血液透析的案例有很多。

请参阅图 13，了解并发症的发病过程图。

糖尿病发病后，有的患者最快五年后就会出现肾病。

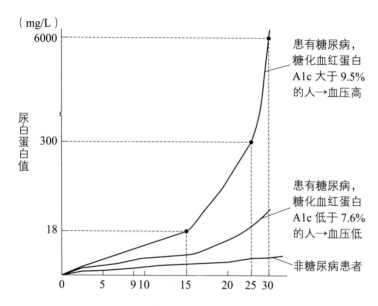

尿白蛋白值一旦达到 300，最短 5 年左右就会升到 6000，
就需要透析了。现在已经有防止肾病恶化的药物了。

图 13　肾病恶化的过程

肾病和视网膜病变一样，血糖控制得越不好，病情发展
得越快。不过对于肾病来说，血压也是一个重要因素。

实际上，肾病一旦恶化必定会导致血压升高，血压一旦
升高反过来也会导致肾病恶化。

最近的研究发现，在防止肾病的发病和恶化方面，控制

血压反而比控制血糖更重要。

因此，必须精准地使用降压药进行治疗，但是现实中能够进行恰当治疗的医生却很少。

◎ 得了慢性肾病却忽视

现在，慢性肾病成了全世界的一个大难题。据备受信赖的医学杂志《柳叶刀》公布的一项数据，日本的慢性肾病患者人数在快速增加，目前有 2100 万人，计算下来平均每 6 个日本人中就有 1 个人患有慢性肾病。

但是，如果病情不是非常严重就不会出现什么症状，再加上没有正确地进行早期检查，所以无法阻止患者数量的快速增加。对此我感到非常痛苦。

慢性肾病是指一开始就会引起肾脏问题的肾小球肾炎、糖尿病并发症引起的肾病等，是按发病原因分类的疾病总括到一起的一个概念。这个概念在 2002 年由美国肾脏基金会提出，并已在全球应用。

其中，糖尿病肾病占慢性肾病的 44%，占比很大。肥胖也会损害肾功能。也就是说，一直过量摄取糖分的话，会有很大的风险从糖尿病和肥胖发展成慢性肾病。

很多人并没有从"慢性"二字中感受到危机感，但其实慢性肾病远比急性肾病严重得多。通过适当的治疗，急性肾病是可以被治愈的，但慢性肾病是无法被治愈的，病情会逐渐恶化，最终发展到只能进行血液透析。

血液透析每周要做 3 次，每次 5 小时左右。在这期间，因为要一直卧床，患者的生活质量会显著下降。而且，接受血液透析的人，寿命会大大缩短，5 年后的存活率只有 60% 左右。

那么，为什么我们需要做如此痛苦的血液透析呢？

我们在进行生命活动的过程中，如吃饭、活动身体、呼吸……都会不断产生一些废物。另外，也会有一些因"人体系统错误"而产生的必须排出体外的东西。肾脏的重要任务就是过滤这些东西并通过尿液将其排出体外。

但是，如果肾脏的功能减弱，无法过滤这些东西，毒素就会在血液中堆积，最终导致尿毒症，令人因此丧命。所以，血液透析是代替肾脏过滤血液的程序。很多患者都不愿意长时间躺在床上进行痛苦的血液透析，但如果不做就会死，所以不得不做。

最新的数据显示，日本每年有 4 万人需要进行血液透析。透析患者被认定为一级残障人士，基本上不需要支付医疗费，因此这可能会破坏国家的医疗保险制度。

◎ 慢性肾病是第一大隐性致死病因

厚生劳动省每年都会公布日本人的死因排行榜。虽然每年都会有一些变动，但变动不大，2020 年的情况如下。

---

1. 癌症

2. 心脏病

3. 衰老

4. 脑血管疾病

5. 肺炎

6. 吸入性肺炎

7. 意外事故

8. 肾功能衰竭

排行后面的死因没有被全部罗列出来。如大家所见，排在第八位的是肾功能衰竭。

你可能没有想到原来有这么多人死于肾脏疾病。但是，现在感到惊讶还为时尚早，因为排名前几位的致死原因也大多与肾脏有关。

据了解，如果有慢性肾病，就容易患癌症、心肌梗死、脑卒中等疾病，而且还会加速病情的恶化。也就是说，慢性肾病患者在死于肾功能衰竭之前，很有可能就已经因为其他疾病恶化而丧命了。

实际上，肾脏与心脏有密切相关，在医疗实践中也有"心肾关联"的说法。很明显，患者的心脏功能恶化容易导致肾功能衰竭，肾功能恶化则容易导致心力衰竭。

此外，研究还表明大脑和肠道的功能也同样与肾脏有关。

研究结果显示，与肾功能良好的人相比，轻度慢性肾病患者的死亡率会增加两倍，重症患者的死亡率会增加四倍。

既然慢性肾病被列为第八大致死原因，我们就必须要认识到，它是一种可怕的疾病。

而且，慢性肾病中有 44% 是糖尿病的并发症，而过量摄入糖分才是导致糖尿病的最大原因，这一点也要牢记在心。

◎ 选择专门治疗肾脏的医生

看到这里，你应该已经明白了糖中毒与肥胖、糖尿病、慢性肾病等都是相互关联的。与此同时，我想大家也能理解，肥胖时摆脱糖中毒的重要性了。

作为一名糖尿病专家，我一直以"绝不让自己的患者做血液透析"为座右铭。其实，并发症严重的患者也可以避免做血液透析。

这不仅得益于医学的进步，或许也是因为我爱学习最新的知识吧。

但是，很多医生并不了解肾脏。现实情况是，不仅综合内科的医生，甚至连糖尿病专家也缺乏肾脏相关知识。

经验少的医生会使用血清肌酐值来检查患者的肾功能。如果这个数值在正常值范围内，这些医生就会告诉患者"你的肾脏没问题"。

但是，这句话背后隐藏着的真相，其实是"目前你的肾脏没问题"。

如果糖尿病患者的血清肌酐值出现异常，主治医生应该凭经验就会知道"再过几年就要进行血液透析了"。实际上日本肾脏学会的总结表明，一旦血清肌酐值超过正常范围，大多数人都会在两年内进行血液透析。

也就是说，当血清肌酐值出现异常时就为时已晚了，现在还在做这样的检查，本身就是一种不负责任的行为。

如果想在还能治愈的阶段了解肾脏的状况，则应该查看尿白蛋白值。

如果你有糖尿病并且你的主治医生对肾脏的治疗不太了解，则要考虑更换主治医生。或者也可以转到有肾脏内科的医院进行治疗。

◎ 避免透析的治疗方法

早期能准确地告诉我们肾脏病变的是尿白蛋白值，而不是血清肌酐值。

尿白蛋白值，是表示尿液中白蛋白含量的数值。正常值因检验机构不同而略有不同，大多数检测机构都规定正常值为 30 mg/L 以下，但我的诊所规定正常值为 18 mg/L 以下。

如果尿白蛋白值比 30 mg/L 高了一点，服用一种叫作替米沙坦的药就能很快恢复到正常值范围内。如果比 30 mg/L 高了很多，但还在 300 mg/L 以下，则在调整替米沙坦药量的同时，把血压控制在 125 mmHg（收缩压）/ 75 mmHg（舒张压）以下，肾脏也一定会好起来的。至少我是这样治疗的。

但是，一般来说，尿白蛋白值达到 300 mg/L 被称为"不归点"（point of no return），对大多数医生来说患者已经快到了"无法治愈"的地步。

糟糕的是，当血清肌酐值出现异常时，尿白蛋白值一般都超过 1000 了，已经到了"无法治愈"的地步了。

这样下去，有一天你一直信赖有加的医生肯定会告诉你"你的情况接下来就需要进行血液透析了，转到专门做透析的医院去吧"。因此而深受打击的患者，也纷纷来到我的诊所寻求帮助。

我除了使用替米沙坦以外，还搭配使用阿折地平、螺内酯等药物，只要尿白蛋白值还没有超过 5000，我都能想方设法让患者避免做血液透析。但是，因为所需的药很多都超出了保险范围，所以只能自费治疗（详细请参阅 AGE 牧田诊所的网站）。

为了避免这样的治疗，还是认真考虑一下如何戒掉糖分吧！

◎ 不要轻视高血压

据说日本约有 4300 万高血压患者。

但是，其中三分之一的人根本就不知道自己有高血压，所以也没有接受治疗。超过 10% 的人，虽然知道自己得了高血压，但也没有治疗。

也就是说，只有一半左右的人接受了治疗。其中，能把血压控制得很好的人只有 27%。

这个数字可能会给人们带来一种错误的安全感，有人可能会觉得："大家都这样，得了高血压又有什么事呢？"

但是，事实并非如此。

微软创始人比尔·盖茨和前妻创立的慈善组织"比尔及梅琳达·盖茨基金会"进行的一项大规模研究发现，高血压是全世界人们的第一大致死病因。

此外，2020 年刊登在美国医师协会期刊上的一篇论文指出，治疗高血压可以降低阿尔茨海默病的发病风险。相反，如果不治疗高血压任其发展，得阿尔茨海默病的风险就会增加。

此外，很多人都知道，血压高会加剧动脉硬化，引发心肌梗死和脑卒中。

我要特别强调的是，它与慢性肾病的关系。

高血压引起的动脉硬化是遍及全身的，肾脏血管自然也不会例外。而且，由于肾脏的血管很细，所以很容易受到影响，功能会逐渐下降。

另一方面，如果肾脏功能下降，盐分和水分的排泄调节变慢，血压就会升高。这种情况被称为"肾性高血压"。即使是年轻时苦于低血压的人，如果肾脏功能变差，血压也会不断升高。

血压升高导致肾功能下降，肾功能下降反过来也会让血压升高。一旦陷入这个恶性循环，不服用大量降压药是控制不住的。

被医生告知得了高血压，建议服用降压药，却不愿意遵医嘱的人，想象一下这样可怕的未来吧！在用一点点药就能控制的阶段，好好治疗是非常重要的。

另外，千万不要忘记过量摄入糖分会导致肥胖，肥胖也会导致血压升高。

◎ 内脏脂肪引起的炎症会危害全身

"生活习惯病"这个词，已经被大家所熟知了。心肌梗死、脑卒中、糖尿病、高血压、血脂异常、慢性肾病……这些由生活习惯引起的疾病，世界卫生组织称之为"非感染性疾病"。

新型冠状病毒肺炎、流行性感冒等传染病的病因在于外因，而生活习惯病的病因则在于自身。

最近有研究指出，所有的生活习惯病，都是由持续的炎症反应导致的脏器功能障碍。炎症很可怕。

然而，炎症本身是为了保护生命，是机体不可或缺的防御反应。感冒时的喉咙痛，受伤时的伤口化脓，扭伤时的肿胀，都是炎症作为防御反应起作用的体现。

可怕的不是这种急性的炎症，而是无法察觉到的、持续发生的慢性炎症，并由此引起的生物组织的结构和功能异常，从而引发各种疾病。

而且，这种持续性炎症不可能只发生在某个特定的部位，在某个部位有炎症的人，基本上全身都会有炎症。因此患有一种生活习惯病的人，容易同时得多种疾病。

从体检结果来看，"随着年龄的增长，血压、肝功能、胆固醇、血糖情况都变差了"，这也是基于同样的原因。

在这请大家回顾一下之前提到的肥胖类型。男性多为苹果型肥胖。苹果型肥胖增加的不是皮下脂肪，而是内脏脂肪。而内脏脂肪则容易引发炎症。

内脏脂肪引发慢性炎症，分泌炎性细胞因子，是心肌梗死和脑梗死的主要原因。这两种病都是男性的常见病，男性的内脏脂肪型肥胖比较严重，这应该也是男性比女性寿命短的原因。

从抑制炎症的角度来看，过量摄入糖分也没有什么好处。

◎ 预防糖分引起的疾病和衰老

长期以来，"氧化"因会加速老化而被人们熟知。

削皮的苹果放一会儿后会变成褐色，这正是氧化现象。我们的身体也为了生存而不断吸收氧气，从而产生了"氧化"现象，导致衰老。

而比氧化作用性质更恶劣的是"糖化"。"糖化"是指作为能量摄入的葡萄糖与蛋白质和脂质相结合，导致细胞退化的反应。

我们的身体，除了水分以外，大部分都是蛋白质和脂肪，如果有多余的葡萄糖，三者就会不断结合发生糖化反应。在这个过程中，会产生一种性质非常恶劣的物质——AGE。

AGE 会使蛋白质和脂质变性。它会使皮肤中的蛋白质变性，产生色斑和皱纹；会让血管中的蛋白质变性，加剧动脉硬化……这些都会对我们这个全身由蛋白质和脂质构成的身体造成危害。

最近，世界各地对 AGE 的研究不断深入，发现它与所有疾病都有关联。心肌梗死、脑卒中、慢性肾病等疾病，都会受到血管变性引发的动脉硬化的影响。

研究还证明，阿尔茨海默病和帕金森病患者的大脑中堆积了大量的 AGE。

研究更加明确了 AGE 和糖尿病的关系。

糖尿病患者的血液中往往含有多余的葡萄糖，通常会产生很多的 AGE，因此会加速血管壁的变性。此外，AGE 还会使肾脏用来过滤废物的膜变性，加重糖尿病肾病。

因此，无论如何都要抑制糖化产生 AGE。

于是，当我开始在大学做校医时，我就早早地致力于当时还不太受关注的 AGE 研究了。在美国留学期间，我成功地检测出了血液中的 AGE——这曾被认为是"绝对不可能的"。那篇论文刊登在《新英格兰医学杂志》《柳叶刀》等顶级杂志上，我很自豪自己能被世人认可为"AGE 第一人"。

我能很确定地说，过量摄入糖分，就是一种会产生大量 AGE 的自杀行为。

我们要注意，糖中毒并在不知不觉中摄入碳水化合物，会不断地制造出 AGE 这种恶魔般的促进老化的物质。

· 第五章回顾

◎葡萄糖会损害血液和血管。

◎摄入过量的糖分会加剧糖尿病的发展。

◎一旦得了糖尿病，就容易得各种病。

◎特别要注意糖尿病肾病、糖尿病视网膜病变、糖尿病神经
病变。

◎应该考虑是不是得了慢性肾病。

◎如果得了糖尿病，主治医生对肾脏治疗不太了解，就要更换
主治医生。

◎高血压是全世界人们的第一大致死病因。

◎内脏脂肪引起的炎症会危害全身。

表 7　食品中的含糖量

食品	量	含糖量
主食		
米饭类		
白米饭	1 碗	55.2 克
糙米饭	1 碗	51.3 克
饭团寿司	1 贯	7.3 克
饭团	75 克米饭	27.6 克
意大利烩饭（奶酪）	大米 50 克	43.9 克
蛋包饭	米饭 135 克	59.2 克
炒饭	米饭 180 克	68.1 克
亲子盖饭（鸡肉鸡蛋盖浇饭）	米饭 200 克	82.5 克
牛肉盖饭	米饭 200 克	84.5 克
猪排盖饭	米饭 200 克	86.6 克
天妇罗盖饭	米饭 200 克	91.1 克
牛肉咖喱盖饭	米饭 180 克	87.9 克
面条类		
荞麦面	荞麦面 180 克	50.5 克
天妇罗荞麦面	荞麦面 180 克	60.8 克
乌冬面（芝麻酱）	乌冬面 200 克	53.6 克
天妇罗乌冬面	乌冬面 200 克	59.2 克
手擀凉面	手擀面 225 克	64.7 克
酱汁炒面（蒸中华面）	蒸中华面 150 克	62.8 克
豚骨拉面	生中华面 110 克	66.1 克
中华凉面	生中华面 110 克	79.4 克
肉酱意大利面	煮熟的意大利面 200 克	68.3 克
面包类		
面包 (8 片)	45 克	20.0 克
面包 (6 片)	60 克	26.6 克
牛角面包	30 克	12.7 克
馕	75 克	34.2 克

（续表）

食品	量	含糖量
其他主食		
粉丝	30 克	25.6 克
水果麦片	40 克	27.7 克
原味玉米片	40 克	32.4 克
Krispy 披萨	63 克	34.4 克
主菜		
鱼		
烤鱼干	鱼干 50 克	0.1 克
烤多春鱼	多春鱼 60 克	0.3 克
烤咸鲑鱼	咸鲑鱼 80 克	0.1 克
烤鳗鱼	鳗鱼 70 克	2.2 克
烤鲕鱼	鲕鱼 80 克	6.3 克
炸白肉鱼	白肉鱼 70 克	8.6 克
其他鱼贝类和加工制品		
煮虾（沙拉用）	60 克	0.0 克
海胆（煮）	40 克	0.0 克
蛤仔	40 克	0.2 克
牡蛎	120 克	5.6 克
海蜇	10 克	0.0 克
金枪鱼片	20 克	0.0 克
鱼肉山芋饼	30 克	3.4 克
生鱼片		
金枪鱼瘦肉	40 克	0.6 克
鱿鱼	30 克	0.6 克
幼鲕鱼	40 克	0.7 克
沙丁鱼	40 克	1.3 克
扇贝	36 克	1.9 克

（续表）

食品	量	含糖量
牛肉		
牛排（里脊）	日本产里脊肉 100 克	1.9 克
牛排（菲力）	日本产菲力 100 克	2.2 克
烤牛肉	日本产牛肉 70 克	2.2 克
牛肉汉堡	牛肉馅 100 克	9.7 克
猪肉		
生姜烤猪肉	猪里脊 80 克	6.3 克
青椒烤肉	肉末 40 克	13.7 克
煎饺	猪肉馅 50 克	17.2 克
猪肉沙拉	猪里脊 75 克	4.1 克
猪肉烧卖	猪肉馅 60 克	17.1 克
卷心菜肉卷	肉末 50 克	14.5 克
炸猪排	猪里脊肉 100 克	10.0 克
糖醋肉	猪肉 80 克	25.5 克
鸡肉		
照烧鸡肉	嫩鸡肉 80 克	4.2 克
蒸鸡	嫩鸡脯肉 80 克	6.4 克
棒棒鸡	嫩鸡胸 80 克	7.3 克
奶油炖菜	嫩鸡肉 80 克	25.0 克
炸鸡块	嫩鸡肉 80 克	4.7 克
其他肉类和加工制品		
羊排	羊里脊 80 克	2.3 克
马肉刺身	马肉 60 克	2.5 克
香肠薄饼	香肠 50 克	3.5 克
蛋类		
煮鸡蛋	50 克	0.2 克
原味蛋卷	鸡蛋 100 克	1.1 克

（续表）

食品	量	含糖量
培根煎蛋	鸡蛋 50 克	0.2 克
厚煎鸡蛋	鸡蛋 50 克	3.2 克
大豆制品		
木棉豆腐	150 克	1.8 克
绢豆腐	150 克	2.5 克
油炸豆腐	15 克	0.0 克
纳豆	50 克	2.7 克
非调制豆浆	200 克	5.8 克
调制豆浆	200 克	9.0 克
麻婆豆腐	木棉豆腐 120 克	6.3 克
副菜		
沙拉		
冷色拉	卷心菜 60 克	4.4 克
通心粉沙拉	通心粉（煮）20 克	8.0 克
土豆沙拉	土豆 50 克	10.1 克
海鲜沙拉	鱿鱼、虾、章鱼各 20 克	1.4 克
黄绿色蔬菜		
凉拌菠菜	菠菜 60 克	0.6 克
秋葵	秋葵 35 克	0.8 克
西兰花拌蛋黄酱	西兰花 60 克	0.8 克
生菜	25 克	0.3 克
扁豆	48 克	1.2 克
胡萝卜	48 克	3.2 克
小西红柿	58 克	3.4 克
西红柿	145 克	5.3 克

（续表）

食品	量	含糖量
红辣椒	126 克	7.1 克
南瓜	80 克	13.7 克
浅色蔬菜		
炒芹菜	芹菜 40 克	2.0 克
炒卷心菜	卷心菜 100 克	4.8 克
醋拌黄瓜裙带菜	黄瓜 50 克	3.5 克
炒豆芽	豆芽 100 克	1.6 克
烤茄子	茄子 80 克	2.9 克
炖萝卜	萝卜 80 克	5.4 克
牛蒡炖牛肉	牛蒡 50 克	8.4 克
玉米	125 克	17.2 克
薯类		
炒魔芋	魔芋 80 克	2.7 克
德国土豆	土豆 60 克	11.2 克
烤地瓜	地瓜 80 克	21.4 克
海藻、蘑菇		
鲜裙带菜	10 克	0.2 克
紫菜	2 克	0.2 克
调味海蕴	80 克	4.4 克
炖羊栖菜	羊栖菜干 7 克	5.3 克
蘑菇煎鸡蛋	蘑菇 80 克	1.2 克
味噌汤·汤类		
豆腐和滑子菇味噌汤	木棉豆腐 30 克	3.1 克
茶碗蒸	鸡蛋 30 克	5.2 克
牡蛎蛋汤	鸡蛋 25 克	2.3 克
日式意大利蔬菜汤	水煮西红柿罐头 50 克	12.3 克

（续表）

食品	量	含糖量
其他食品		
奶、乳制品		
牛奶	乳脂 3.8% 200 毫升	9.6 克
低脂牛奶	乳脂 1.0% 200 毫升	11.0 克
原味酸奶	100 克	4.9 克
加糖酸奶	100 克	11.9 克
卡芒贝尔奶酪	22 克	0.2 克
奶油奶酪	18 克	0.4 克
水果		
草莓	50 克	3.6 克
甜瓜	50 克	4.9 克
葡萄柚	50 克	4.5 克
猕猴桃	50 克	5.5 克
苹果	50 克	7.1 克
温州橘子	70 克	7.8 克
西瓜	100 克	9.2 克
香蕉	50 克	10.7 克
日式点心和西式点心		
樱饼（关东风味）	67 克	34.6 克
蜂蜜蛋糕	40 克	25.1 克
串团子（粒馅）	70 克	31.1 克
铜锣烧	73 克	40.6 克
豆沙馅	100 克	42.2 克
豆大福	85 克	42.8 克
鲷鱼烧	126 克	58.7 克

（续表）

食品	量	含糖量
白玉红豆汤	红豆汤 180 毫升	59.0 克
蛋奶布丁	80 克	11.8 克
泡芙	100 克	25.3 克
奶油蛋糕	95 克	35.5 克
苹果派	110 克	34.6 克
酒精饮料		
威士忌（兑水）	威士忌 30 毫升	0.0 克
乌龙茶兑酒	350 毫升	0.0 克
烧酒	50 毫升	0.0 克
白兰地	30 毫升	0.0 克
红酒	100 毫升	1.5 克
白葡萄酒	100 毫升	2.0 克
日本酒	100 毫升	4.9 克
啤酒	350 毫升	10.9 克
发泡酒	350 毫升	12.6 克

《含糖量手册修订版》牧田善二 著

结 语

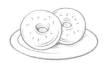

　　我们人类从很久以前就一直在拼命努力，至今已完成了各种进化。医学作为其中一个典型的例子，在诊断和治疗方法领域都取得了极大的进展，我们现在已经可以拯救那些曾经不得不放弃治疗的生命。

　　但在进步的过程中，有时也会"犯错误"。农耕技术的发展和工业革命造福了世界各地的人们，但也造就了过量摄入糖分这一极其不良的饮食习惯。

　　结果，很多现代人都没有意识到自己已经陷入了糖分上瘾的深渊，而一直在吃自己喜欢的东西，危害着自己的健康。

医生也不愿意对那些多吃了些自己喜欢吃的东西的人，发出警告说"那个行为是很危险的"。

尽管如此，我还是写了这本书，我想让更多的人知道"糖中毒"这个词，想让人们过上真正健康幸福的生活。

我想让人们知道，真正健康幸福的生活，是不可能在大脑被糖分控制的状态下实现的。

虽然其中不乏一些专业性的内容，但相信各位读者读完这本书后，一定能够了解糖中毒这种疾病的存在，以及其可怕之处。与此同时，应该也知道了其治疗方法。

所以，没关系的。

即使是之前多次减肥都没成功、完全失去自信的人，这次应该都能成功。

我衷心地希望通过本书介绍的方法，你能顺利地瘦下来，过上与以往完全不同的、真正健康幸福的生活。

2021 年 12 月

AGE 牧田诊所院长 • 牧田善二